Das Buch
»Der Alterungsprozess von Körper und Geist muss nicht unaufhaltsam voranschreiten. Er kann gestoppt, ja umgekehrt werden.«
Für uns mag eine solche Behauptung utopisch klingen – nicht jedoch aus der Perspektive der russisch-schamanischen Heiltradition. Zahlreiche Berichte belegen die erstaunlichen Erfolge dieses uralten volksmedizinischen Systems.
Lumira lebt selbst gemäß den Prinzipien traditioneller russischer Heilkunde. Was sie von ihrer kasachischen Großmutter-Schamanin und von international bekannten russischen Heilern und Ärzten gelernt hat, gibt sie heute an uns weiter. Ihr energetisches Heil- und Verjüngungsprogramm ist ganz auf die Hilfe zur Selbsthilfe zugeschnitten. Es beinhaltet eine Fülle von leicht anwendbaren Übungen für die mentale, physische und spirituelle Erneuerung.

Die Autorin
Lumira wuchs in Kasachstan und der Ukraine auf und kam als junge Frau nach Deutschland. Hier entwickelte sie die russisch-schamanischen Heilweisen, die sie schon seit ihrer Kindheit von Grund auf kennengelernt hatte, mithilfe von Techniken wie Meditation, Reinkarnationstherapie und Kinesiologie zu einer integrierten Methode für ganzheitliche Gesundheit und persönliches Wachstum weiter. Sie leitet Seminare im In- und Ausland, unterhält eine Beratungspraxis und ist Autorin mehrerer Bücher. Mit ihrer Familie lebt und arbeitet sie in der Nähe von München.

www.Lumira.de

Lumira

Erneuere deine Zellen

Die russische Heilerin
offenbart ihr energetisches
Verjüngungsprogramm

WILHELM HEYNE VERLAG
MÜNCHEN

FSC
www.fsc.org
MIX
Papier aus verantwortungsvollen Quellen
FSC® C014496

Verlagsgruppe Random House FSC® N001967

2. Auflage
Taschenbucherstausgabe 11/2016

Umschlaggestaltung: Guter Punkt, München
Umschlagfoto: © privat
Satz: Leingärtner, Nabburg
Druck und Bindung: GGP Media GmbH, Pößneck
ISBN 978-3-453-70309-4

www.heyne.de

Inhalt

Vorwort

Du interessierst dich für dieses energetische Verjüngungsprogramm. Dann heiße ich dich willkommen in der Welt der Schöpfer! Bist du bereit, dein Leben in die eigenen Hände zu nehmen und dich selbst in eine neue Dimension deines Seins zu führen?

Es fühlt sich für dich nicht gut an, immer wieder Energie zu verlieren und letztlich jeden Tag ein Stückchen weiter abzubauen. Es ist schlicht nicht mehr stimmig für dich – denn in dir fühlst du den Geist, der jung und aktiv geblieben ist. Ja, es ist einzig und allein dein Körper, der nicht mehr so ganz mithalten kann. Und weil du dies im tiefsten Inneren spürst, ist dieses Buch genau richtig für dich. Hier findest du dein ganz spezielles Programm, um deinen Körper wieder in seine ureigene Lebendigkeit zurückzuführen. Um deine Organe auf eine völlig neue Weise kennenzulernen. Um mit ihnen auf eine liebevolle, lebensbejahende Art zu kommunizieren. So wirst du dich vollständiger, gesünder und mit allem Leben verbunden fühlen. Du wirst in dir selbst den nie versiegenden Quell von Kraft, Freude und Frieden finden. Und: Dein Körper wird beginnen, sich zu regenerieren und sich zu verjüngen! Ich freue mich, dich in diesem Prozess mitzunehmen und zu begleiten. Und ich wünsche dir, dass es dich auf allen Ebenen deines Seins reicher machen wird.

Schließe deine Augen und spüre einen Moment in dich hinein. Wie fühlt sich das an? Bist du bereit, Neues zu wagen und den ersten Schritt in deine neue Welt zu tun? Deine Bereitschaft dazu sollte ganz von innen kommen und das Ziel dir klar vor Augen stehen. Und dein Wunsch sollte stark sein! Dann macht es für dich Sinn, sich auf den Weg der inneren und äußeren Verwandlung zu machen. Also frage dich an dieser Stelle auch:

- Welchen Sinn hat es für mich, immer jung zu sein?
- Wofür will ich jung, vital und gesund sein?
- Wofür will ich lange leben?
- Welches Gefühl will ich damit erreichen?

Und letztendlich:

- Was bin ich gewillt, dafür zu tun?

Ja, gerade dieser letzte Punkt ist sehr interessant: Was bin ich tatsächlich gewillt, dafür zu tun? Daran scheitern viele Begeisterte. Viele haben den Wunsch, etwas in sich zu verwandeln oder eine Situation zu verändern. Sobald aber der Punkt erreicht wird, etwas Konkretes dafür tun zu müssen, kommt das »Wenn« und »Aber«.

Wenn du wirklich wieder jung, gesund und glücklich sein möchtest, wenn du lange leben und dein Leben genießen möchtest, dann musst du schon, wenigstens am Anfang, etwas dafür tun. Alte Programmierungen transformieren, neue Lebensmuster integrieren, mit deinen Organen, deinen Zellen in Kontakt kommen, einen neuen Lebenssinn herausarbeiten ... das alles erfordert dein aktives Handeln, und so wirst du in diesem Buch jede Menge Übungen, Meditationen, Anregungen und Tipps finden. Vielleicht wirst du meinen Stil hin und wieder etwas streng finden – das ist meine »russische Schule«, die immer wieder mal durchscheint. Meine eigene energetische Ausbildung war alles andere als sanft, denn ich musste alles besonders gründlich lernen. Du aber hast die Möglichkeit, in dem dir gemäßen Tempo vorzugehen – ob schnell oder langsam. Eben genau so, wie es für dich passend und angenehm ist. In jedem Kapitel des Buches erfährst du dabei Anleitung und Hilfe, sodass du alle Stationen des Weges erfolgreich und sicher durchläufst. Du wirst sehen, es macht Spaß. Und noch mehr Spaß macht es, wenn die Menschen um dich herum darauf zu reagieren beginnen. Wenn sie dich fragen, ob du gerade aus dem Urlaub kommst. Oder von einer Schönheitskur. Oder wie du das machst, dass du immer so vor Leben sprühst.

Dieses Buch ist in drei Abschnitte unterteilt: Verjüngung, Ganzkörpererneuerung und Organwiederherstellung. Sie entsprechen den drei Stationen des Prozesses, durch den du eine ganz neue Art der Kommunikation mit deinem stofflichen und feinstofflichen Körpersystem erlernst. Du bekommst ein universell einsetzbares Werkzeug an die Hand, das du nutzen kannst, um die Unstimmigkeiten in deinem System zu beheben und es von Grund auf zu erneuern und zu harmonisieren.

Ich habe dieses Buch für jene Menschen geschrieben, die es wagen, neue Dimensionen ihres Seins zu entdecken. Für jene, die sich selbst wiederentdecken, die ihre Fähigkeiten erkennen und entwickeln, die sich selbst wieder fühlen wollen. Mit einem Wort: für alle Menschen, die sich für sich selbst entscheiden. Denn es ist möglich, den Körper aus dem Inneren jeder einzelnen Zelle heraus zu verjüngen, sein ganzes Sein zu erneuern und selbst zum verantwortungsvollen Schöpfer des eigenen Lebens zu werden.

Ich freue mich, dass auch du mit dabei sein wirst!
Herzlichst

Lumira

Mein Weg zu mir selbst

Mein Seelenname ist Lumira. Mein jetziges Leben begann im Jahr 1968 in Kasachstan unter dem Sternzeichen Waage, das von dem Planeten Venus regiert wird. Der Planet Venus steht für Liebe und Harmonie. Er schenkt den Gefühlen das Leben, dem Körper die Schönheit und der Jugend den Glanz. Ins Dasein der Menschen bringt er Harmonie, Frieden und Genuss. Die Schwingungen dieses Planeten, die mich seit meiner Geburt tragen und mich immer mehr zu mir selbst bringen, waren bereits in meiner Kindheit ganz stark spürbar. Sie leiteten mich auf der Suche nach meiner Wahrheit, nach meiner inneren Heimat, meinen spirituellen Wurzeln und meiner wahren Identität.

Es sind viele geistige Wesen und Kräfte, die schon mein ganzes Leben bei mir sind und mich lehren – unsichtbar für andere, ganz selbstverständlich und real für mich. Allen voran meine Babuschka Alexandra, meine Großmutter. Sie bildete mich zur Schamanin aus, genauer gesagt, sie führte mich zu meiner inneren Schamanin zurück, die ich immer schon war.

Diese Ausbildung ist alles andere als gewöhnlich, denn als sie so richtig begann, hatte die Babuschka bereits ihren physischen Körper verlassen und kam zu mir als Geist. Aus der geistigen Welt heraus unterwies sie mich in den schamanischen Lehren und Praktiken und führte mich auch bei meiner eigenen Arbeit. Das tut sie übrigens immer noch, obwohl jetzt längst nicht mehr so streng und unerbittlich. Sie lässt mich jetzt meinen Weg allein gehen und gibt mir den Raum, damit ich mich durch eigene Erfahrung selbst weiterentwickeln kann.

Früher waren ihre Anweisungen wie ein Gesetz für mich, und wenn ich ihnen nicht so nachkam, wie sie sich das vorstellte, bekam ich das sofort am eigenen Körper zu spüren. Mit anderen Worten: Mir wurde hundeelend, manchmal wurde ich

sogar richtig krank. In meiner Heimat würde man sagen: Meine Lehrerin ließ mir nicht viel Zeit zum Nasebohren. Ich hatte mich nach Kräften zu bemühen und häufiger, als mir lieb war, eine Extraschicht einzulegen.
Meine Lehrzeit ist auch heute noch nicht zu Ende, denn ich lerne ununterbrochen dazu: durch das Leben, das ich lebe, und durch die Klienten und Schüler, die zu mir kommen.

MEINE ERMÄCHTIGUNG

Meine Großmutter lehrte mich, dass ich als Schamanin meiner Welt verpflichtet bin und dass es meine Aufgabe ist, alles, was zu meiner Welt gehört, in Liebe zur Einheit zu bringen. Nun bin ich als Schamanin wiederum machtlos, wenn mir die Ermächtigung für die Heilung nicht erteilt wird. Dann kann ich nichts und niemanden heilen. Das heißt, wenn du es wirklich willst und bereit bist, dein Leben zu verändern, dann nehme ich dich bei der Hand und führe dich in eine neue Dimension deines Seins. Aber wenn du es nicht selbst – und aus tiefstem Herzen – willst, dann ist alle Hilfe unwirksam. Ganz gleich, was für schamanische Medizin ich dir gäbe, sie würde nur sehr wenig oder gar nichts bewirken.
Deine innere Bereitschaft, das Leben und dich selbst zu verändern, sollte für dich im Mittelpunkt stehen. Sie ist nicht nur die Ermächtigung für mich als Heilerin und Lehrerin, die dich durch dieses Buch zu deinem Ziel führt. Sie ist vor allem die Ermächtigung für dich selbst, dein Ziel auch wirklich zu erreichen. Und nicht zuletzt für die geistige Welt, deren Bereitschaft, dich in deinem Vorhaben zu unterstützen, dadurch geweckt wird.
Als meine Großmutter noch lebte, lehrte sie mich, stets innerlich mit der Natur in Verbindung zu sein. Im Sommer unternahmen wir gemeinsam lange Ausflüge in die unberührte

Natur unserer Heimat Kasachstan und bereiteten am offenen Feuer unsere Mahlzeiten zu. Meist war es Hirse- oder Perlgraupenbrei, mit etwas Gemüse und Kräutern verfeinert. Auch heute noch koche ich diese einfachen Dinge, und immer ist dann da ein starkes Verbundensein mit meiner Babuschka und der Erde von Kasachstan, wo ich mich behütet, geliebt und geborgen fühlte. Auch wenn ich inzwischen die Hälfte meines Lebens in Deutschland verbracht habe, ist und bleibt das innere Band zu meiner asiatischen Heimat unzertrennbar.

Als ich zehn Jahre alt war, zog ich mit meinen Eltern in die Ukraine, in die Hafenstadt Odessa. Hier begann meine bewusstere mystische Reise voller Magie, Orakelritualen, Parallelwelten, Geister und Heilkünste. Aber ich erlebte auch viele Enttäuschungen, seelische und körperliche, um mich herum Verletzungen, Abspaltungen und Verleugnungen. Heute weiß ich, dass auch dies notwendige Prüfungen waren, damit ich meinen Weg gehen konnte.

Als ich mit 21 Jahren nach Deutschland auswanderte, konnte ich bereits sehr gut die Menschen »lesen«. Ich konnte einer beliebigen Person ihre verborgenen Wünsche und Probleme nennen, ob diese nun gesundheitlicher oder psychischer Art waren. Auch war ich bereits in der Lage, die Energien von Auren und Chakras mit meinen Händen wahrzunehmen und sie auch auszugleichen.

In Deutschland begann eine sehr schwere Zeit für mich, Liebe, Geborgenheit, Identität, Wurzeln und Heimat – all das, was ich in meinem alten Zuhause ganz selbstverständlich hatte, musste ich hier ganz neu und durch eigene Anstrengung erst erwerben. Ich begab mich auf die Suche nach mir selbst in einer fremden Welt.

DIE RUSSISCHE HEILTRADITION

Ein wichtiger Lehrer für mich war Mirsakarim Norbekov, den ich im Jahr 2001 kennenlernte. Er ist im russischsprachigen Raum sehr bekannt. Herr Norbekov wirkt in Moskau und ist Doktor der Psychologie, Pädagogik und der Medizinphilosophie. Als Autor (siehe Literaturverzeichnis im Anhang) und Dozent vertritt er ein einzigartiges Lehrsystem zur Selbstwiederherstellung des Menschen auf allen Ebenen: körperlich, geistig und seelisch.

Von Norbekov erfuhr ich vor allem, wie wichtig es ist, an sich selbst zu glauben, sich konkrete Ziele zu setzen, sich aufzurichten und den Weg zu beschreiten, zu dem man sich aus dem tiefsten Inneren hingezogen fühlt. Nicht auf bessere Zeiten und günstigere Gelegenheiten zu warten, sondern einfach aufzubrechen und loszugehen. In kleinen Schritten. Jeden Tag aufs Neue. Ohne sich umzudrehen. Bis zum Ziel.

Norbekovs Methoden sind oft rau, bisweilen gar erbarmungslos. Seine Worte sind provokativ, wie Schläge ins Gesicht, was einen nach Luft schnappen lässt und dazu treibt, endlich tief nach innen zu schauen. Es ist aber auch ein bezwingender Humor in seinen Botschaften. Da sind Lust und Spiel, eine Würze der Verrücktheit, die einfach wagt, die einfach tut. Durch meine persönlichen Begegnungen mit ihm durfte ich erfahren, wie nachhaltig seine Methode einen wachrütteln und wachhalten kann.

Norbekov meint, selbst wenn jemand blind ist, aber einen starken Wunsch hat, zu sehen, dann wird er sehen lernen. Auch wenn alle Ärzte der Welt ihm sagen, dass es nicht möglich ist – wenn er es tatsächlich mit seinem ganzen Sein will und es tatsächlich wagt, an sich selbst zu glauben, wird er es schaffen. Er zeigt uns, dass wirklich nichts unmöglich ist. Ein Denken ohne Schranken und ein Voranschreiten ohne Furcht sind charakteristisch für die russische Heiltradition, und ich bin dankbar, dass ich darin durch Herrn Norbekov unterwiesen wurde.

Mit dem Gefühl »Ich kann, ich will, ich werde« ins kalte Wasser zu springen ist etwas, was auch meine eigene Methode prägt. Ich muss zugeben, dass meine Klienten mir oft bescheinigen, ich sei sehr direkt, in manchen Fällen sogar ausgesprochen undiplomatisch. Indessen, selbst wenn ich diese Eigenschaft keineswegs zu verstecken suche, sondern sie gezielt in meine Arbeit integriere, gehe ich dennoch einen weiblichen Weg.

Weiblichkeit bedeutet für mich, mich mit der feinen und doch so machtvollen Kraft des Lebens zu verbinden. Das Leben anzunehmen und mich vom Leben angenommen zu fühlen. Leben zu schenken und Leben zu erhalten – das eigene Sein mit der Welt zu verweben. Vielleicht ist es das, was mich dann doch von meinem männlichen russischen Lehrer und manchem anderen Landsmann und Kollegen unterscheidet. Ich handle und arbeite aus meiner inneren Schamanin heraus, nehme alles um mich herum als beseelt wahr. Meine schamanische Medizin ist es, Verbundenheit herzustellen und zu nähren, verlorene innere Kinder und Seelenanteile wieder nach Hause zu bringen und die Kraft, die verloren ging, wieder dem Leben zur Verfügung zu stellen. Meine schamanische Heilkunst ist es, Körper, Geist und Seele wiederzuvereinigen, zur Ganzheit zu bringen. Und Ganzheit bedeutet Verjüngung und Gesundheit! Das ist das weibliche Venus-Prinzip. Vielleicht schmeckt meine Medizin manchmal ein wenig bitter, vielleicht kommt sie bisweilen als eine totale Überraschung daher, die vorübergehend etwas bange macht. Aber gerade dann kannst du darin das unzerstörbare Leben fühlen, jene bezwingende Kraft, die allem, was wächst und gedeiht, was gesund und stark ist, als Grundlage gegeben ist.

Das russische Andersdenken fasziniert und berührt heute viele westliche Menschen. Nicht zuletzt deshalb, weil es direkt und klar sagt, was Sache ist. Weil es sich in die Bereiche wagt, die zunächst allzu fantastisch anmuten, sich aber dennoch stimmig anfühlen. Auch das Ziel körperlicher Verjüngung klingt zunächst schier unglaublich, und doch berührt es unser Inneres. Es findet Anklang in der Seele, es verleiht Hoffnung und beflügelt. Meine eigenen Flügel habe ich bereits entfaltet. Und ich glaube fest daran, dass auch du deine Flügel ausbreiten und dich dazu aufschwingen wirst, das vibrierende Leben in dir zu entdecken und zu entfalten.

Das energetische Fundament des Verjüngungsprogramms

Nun stelle ich dir die Grundlagen der energetischen Erneuerung und Heilung vor. In diesem Kapitel findest du die universellen Werkzeuge, die du für deine Gesundheit und Vitalität nutzen kannst. Das sind: die Kraft der Fokussierung, das Formulieren einer klaren Absicht und das Fünf-Körper-System. Durch das Fünf-Körper-System wirst du erkennen, dass die Heilung auf allen Ebenen stattfindet. Es ist wichtig, sie alle anzusprechen, um eine stabile Veränderung zu erwirken. Sobald du deine Absicht richtig formulieren kannst, wirst du lernen, wie du mit jedem deiner fünf Körper zu kommunizieren und zu arbeiten vermagst.

GEISTIGES HEILEN

Eines der ersten Werkzeuge, die ich dir an die Hand geben möchte, ist das geistige Heilen. Jeder Mensch kann heilen, jeder ist potenziell ein Heiler. Die Fähigkeit zu heilen ist uns angeboren, sie ist ein fester Bestandteil unseres Systems. Wenn du dir in den Finger schneidest, leitet dein System sofort die Heilung ein – und nach wenigen Tagen ist die Wunde weg. Die Heilung liegt in dir, Heilung geschieht, ohne dass dein Bewusstsein beteiligt sein muss. Dein Körper weiß ganz genau, was zu tun ist. Noch besser aber ist es, wenn du dich mit deinem Körper, deinem Geist und deiner Seele bewusst verbindest. Dann vermagst du die Heilprozesse in deinem System aktiv zu unterstützen, denn jetzt nutzt du deine göttliche Schöpfungskraft. Geistheilung ist nichts anderes als

deine fokussierte Energie, in eine bestimmte Richtung gelenkt, zur Wiederherstellung der Gesundheit eingesetzt.
Deine geistige Heilkraft solltest du gezielt zur Verjüngung, Ganzkörpererneuerung, Organwiederherstellung und zur Zahnrückholung verwenden. Doch bitte gedulde dich noch ein wenig, blättere nicht vor. Bevor es richtig losgeht, benötigst du ein paar Grundkenntnisse, die ich dir jetzt vermitteln möchte.

Die Absicht formulieren

Bevor du mit dem geistigen Heilen beginnst, muss dir ganz klar sein, was dein Ziel ist. Es ist wie bei einer schamanischen Reise: Ohne Absicht kommst du nirgendwo hin, mit der richtigen Absicht überall. Es kommt sehr darauf an, wie du sie formulierst.

Folgende Sätze eignen sich beispielsweise:

- Ich bin ganz.
- Ich bin gesund und glücklich.
- Mein Kopf ist klar.
- Mein Körper ist vital.
- Ich bin in mir verbunden.
- Ich habe wunderschöne, gesunde Zähne.

Du verstehst das Prinzip: Deine Absicht sollte sich so ausdrücken, als ob du dein Ziel schon erreicht hättest. Wenn du beispielsweise an irgendeinem Leiden arbeiten möchtest, dann frage dich: Wie hätte ich es gern? Und dann bring dies positiv, klar und direkt zum Ausdruck – als etwas, das bereits eingetreten ist.
Beschreibe niemals das, was du *nicht* haben willst! Sage also nicht: Ich will keine Schmerzen haben; ich will nicht, dass mein Körper sich so zerschlagen fühlt; meine Depression soll weggehen. Frage dich stattdessen immer: Wie werde ich mich

fühlen, wenn ich mein Ziel erreicht habe? Und beschreibe dieses Gefühl möglichst konkret. Sage also beispielsweise: »Ich fühle mich frei. Mein Körper ist in Harmonie mit meiner Seele.«
Fasse deine Absicht immer auf diese Art in Worte. Dann nimm ein Blatt Papier und schreibe dein Ziel genau so auf.

DIE FÜNF KÖRPER

Wichtig ist, dass du deine Absicht in all deinen Körpern manifestierst. Wie jeder Mensch, hast du nicht nur einen, sondern fünf Körper.
Ja, du hast richtig gelesen: Jeder Mensch hat fünf Körper. Und dies ist nicht etwas, das ich mir selbst ausgedacht, sondern was ich aus meiner Heimat mitgebracht habe.
Seit jeher wurden in der russischen Heiltradition nicht nur die physischen, sondern auch die feinstofflichen Ursachen der Krankheiten in Betracht gezogen. Insbesondere wurde davon ausgegangen, dass der Mensch nicht nur aus seinem sichtbaren Körper besteht, sondern auch aus einem Energiekörper, der für gewöhnliche Augen unsichtbar bleibt. Noch vor wenigen Jahrzehnten, als ich als junges Mädchen dort Krankenschwester war, war es eine weitverbreitete Praxis, dass sogar ein Professor für Medizin seinen Patienten riet, einen Geistheiler bzw. eine Schamanin aufzusuchen, um den feinstofflichen Körper zu heilen.
Wie der Mensch auf der feinstofflichen Ebene genau beschaffen ist, kann man nicht aus Büchern allein lernen. Schon weil die Angaben in der allgemein zugänglichen Literatur sich teilweise widersprechen, natürlich aber auch deshalb, weil man es auf diesem Gebiet nur durch eigene Erfahrung zu einem Wissen bringen kann, das auch praktisch einsetzbar ist. Aufgrund der Mitteilungen meiner Babuschka und eigener Er-

kenntnisse habe ich mich in meiner Arbeit für ein Fünf-Körper-System entschieden. Dieses werde ich auch bei allen praktischen Übungen im vorliegenden Buch stets zugrunde legen.
Jeder unserer fünf Körper hat seine eigene Grundschwingungsfrequenz. Der physische Körper schwingt am niedrigsten – der spirituelle am höchsten. Die fünf Körper des Menschen existieren nicht voneinander getrennt, sondern sie durchdringen einander. Sobald du damit begonnen hast, alle fünf Körper in deine Heilarbeit zu integrieren, wird alles um so viel einfacher werden. Und wirksamer.
Dazu musst du so vorgehen, dass du sowohl jeden Körper für sich allein als auch alle fünf zusammen bearbeitest. Genau das meine ich, wenn ich von »ganzkörperlicher« Arbeit an der Verjüngung spreche. Nehmen wir an, du hast die Absicht formuliert, dass dein Haar wieder voll und gesund auf deinem Kopf sprießt: »Ich habe gesundes, volles Haar!« Um das Thema in allen fünf Körpern zu behandeln, kommt es zunächst darauf an, das Ergebnis (Ziel) in jedem Körper einzeln zu verankern und dann alle fünf Körper zu einer gemeinsamen energetischen Manifestation zu bringen. Doch bevor du das ganz praktisch übst, musst du etwas Grundwissen über das Fünf-Körper-System aufnehmen und verarbeiten.

Und das sind die fünf Körper:
- Physischer Körper
- Ätherischer Körper
- Emotionaler Körper
- Mentaler Körper
- Spiritueller Körper

Der physische Körper

Dieser Körper ist die verdichtete Form aller anderen Körper. Er ist so grobstofflich, dass wir ihn anfassen können. Der physische Körper strahlt Energie in die anderen Körper aus, tatsächlich sieht das auch aus wie ein Strahlen. Bei einem gesunden Menschen kann sich die Ausstrahlung 30 bis 60 Zentimeter weit in die Aura hinaus ausdehnen. Aber das sieht man nicht sehr oft, meist sind es nur zehn Zentimeter oder sogar weniger.

Der ätherische Körper

Der ätherische Körper wird oft auch »feinstofflicher Körper« im engeren Sinne genannt, weil seine Präsenz durchaus stofflich fühlbar, aber eben von viel feinerer Art ist als beim physischen Körper, dessen Gestalt er entspricht und dem er Halt und Struktur gibt. Dies ist der erste Körper, den wir beim Aura-Sehen wahrnehmen können, und zwar als einen hellen Schein um die äußere Gestalt eines Menschen. Wenn man sich länger darauf konzentriert, wirkt es so, als ob der physische Körper von hinten beleuchtet ist.
Der physische Körper kann ohne den ätherischen nicht existieren. Wie alle anderen Körper durchdringt der ätherische Körper den physischen. Dabei dehnt er sich etwa einen bis fünf Zentimeter über diesen hinaus aus. Seine Farbe ist je nach Gemütslage Blau oder Grau. Deshalb und weil in ihm die Information über den Bauplan des physischen Körpers gespeichert ist, wird er auch als »Blaupause« bezeichnet. Dies ist recht wörtlich zu nehmen und für unsere Arbeit von großer Bedeutung, denn wenn dem physischen Körper ein Teil fehlt – sei es ein Glied, Organ oder Zahn –, so ist es doch immer noch im ätherischen Körper vorhanden.
Die Organe des ätherischen Körpers sind die Chakren oder Energiezentren, verbunden durch Meridiane oder Energiekanäle. Dadurch versorgt der ätherische Körper den physischen mit Lebensenergie. Im ätherischen Körper finden auch die energetischen Reinigungsprozesse statt. Zudem sind in ihm auch unsere karmischen Muster ausgeprägt, die wir in früheren Leben angesammelt haben. Sie ziehen bestimmte

Dinge und Ereignisse in unserem jetzigen Leben an, um uns genau die Erfahrungen zu ermöglichen, aus denen wir lernen und durch die wir uns weiterentwickeln können.

Der emotionale Körper

Der emotionale Körper wird auch als Vitalkörper bezeichnet. Er ist der Träger unserer Gefühle, Emotionen und Charaktereigenschaften. Immer wenn wir eine Emotion verspüren, befindet sich unser seelischer Schwerpunkt in diesem Körper. Die Aura dieses Körpers kann sich meterweit um den physischen Körper herum ausdehnen.

Jede Gefühlsregung wird durch den emotionalen Körper in die Aura ausgestrahlt, die damit ständig in Bewegung versetzt wird. Angst, Wut oder Sorgen zeigen sich als dunkle Wolken in der Aura. Wenn ein Mensch positive Gefühle erlebt wie Liebe, Dankbarkeit oder Freude, so strahlen die Farben seines emotionalen Körpers heller und wirken durchlässiger. Mit dem emotionalen Körper schicken wir auch Schwingungen in die Außenwelt, durch die wir ganz bestimmte Ereignisse in unser Leben hineinziehen. Wenn wir beispielsweise etwas ablehnen, vor etwas Angst haben, dann spiegelt es sich in den Abstrahlungen unserer emotionalen Aura wider – und das zieht dann sehr wahrscheinlich noch mehr ähnliche seelische Energien und äußere Ereignisse an.

Deshalb ist es bei jeder Meditationsübung so wichtig für dich, alles anzunehmen, was du dabei erfährst. Lass alles zu. Schiebe nichts weg. Denn wenn du dich selbst, Teile von dir oder deine Emotionen ablehnst, erschaffst du noch mehr vom Gleichen. Nur durch Annahme heilst du das, wovor du zurückweichst.

Der mentale Körper

Im mentalen Körper, auch als Bewusstseinskörper oder als Tagesbewusstsein bekannt, sind unsere Gedanken, Erinnerungen, Wünsche und Eindrücke gespeichert. Hier finden bewusste und unbewusste Denkprozesse statt, hier sind unsere Reaktionsmuster verankert, die auf gedanklichen Bewertungen und Vorstellungen beruhen.

Der mentale Körper kann sich nochmals um mehrere Meter über den emotionalen Körper hinaus ausdehnen und bildet eine Brücke zwischen dem spirituellen und dem emotionalen Körper. Er ist gewissermaßen der Dreh- und Angelpunkt der Aktivität dieser beiden Körper. Wenn wir an etwas Bestimmtes denken, führen wir diesem Thema deshalb unweigerlich Energie zu. Je emotionaler unsere Gedanken sind, desto mehr Kraft gewinnen sie. Und je fester wir an etwas glauben, desto besser werden hier die Energien gebündelt, um ein bestimmtes Ereignis in unser Leben zu ziehen. Dies ist das Geheimnis der Macht unserer Gedanken und der Kraft unseres Glaubens. Alles geschieht nach unserem Glauben, und unser Denken verleiht diesem Geschehen eine Richtung und Struktur. Wir sind, was wir denken und glauben zu sein. Somit bestimmen wir mit diesem Körper unsere Realität.

Der spirituelle Körper

Der spirituelle Körper wird auch geistiger Körper genannt. Er hat die höchste Schwingungsfrequenz unter allen fünf Körpern. Er ist die wahre göttliche Essenz in uns, dieser Körper ist unsterblich, er ist ewig und unzerstörbar.

Auf dieser Ebene ist alles eins in uns, es gibt keine Trennung und keine Grenzen mehr. Die Dualität ist aufgehoben. Das ist das reine Bewusstsein und tiefste Glückseligkeit. »Ich bin heil, ich bin ganz, ich bin ursprünglich und ewig in meiner

Essenz.« Die Aura erleuchteter Menschen kann sich bis zu mehrere Kilometer weit um sie herum erstrecken.

Noch einige Worte zu diesem System

Womöglich hast du bereits Informationen über die feinstofflichen Körper, und möglicherweise weichen diese Informationen von dem ab, was du hier von mir erfährst. Ich habe viel Zeit damit verbracht, die Arbeitsweise jedes einzelnen Körpers und des ganzen Systems kennenzulernen. Alles, was ich dir dazu sage, habe ich durch meine persönlichen praktischen Erfahrungen überprüft und bestätigt gefunden. Deshalb vermag ich es hier wohl auch in einfachen Worten zu erklären. Um die wunderbaren Eigenschaften und Kräfte aller seiner Körper zu erleben, zu verstehen und damit zu arbeiten, braucht man so gut wie kein theoretisches Wissen. Was aber unerlässlich ist, das ist die praktische Erfahrung mit diesen Dingen. Es ist auch nicht nötig, sich für eine der im Umlauf befindlichen Betrachtungsweisen zu »entscheiden«: beispielsweise, ob es nun vier, fünf oder gar sieben Körper des Menschen gibt.

Ich selbst habe meine feinstofflichen Körper viele Jahre lang erforscht. Schon als Kind begann ich meine Aura vor dem Spiegel zu studieren. Mithilfe meiner Babuschka begann ich damit, mich auf Reisen durch die inneren Welten zu begeben. Dabei habe ich mich durch alle möglichen Ebenen bewegt und letztlich festgestellt, dass es, von höchster Perspektive aus betrachtet, im Grunde *ein einziger* Körper ist, in und mit dem wir uns bewegen. Man kann auch sagen, dies ist eigentlich unser »ganzer Körper«. Weil dieses Ganzkörpersystem so subtil und vielschichtig ist, stellt es sich unserer beschränkten Wahrnehmung in mehreren Schichten dar, und jede dieser Schichten nennen wir dann »Körper«.

Wenn es uns gelingt, jede dieser Schichten oder Ebenen in unserer praktischen Arbeit gleichermaßen zu berücksichtigen und sie energetisch zu vereinigen, dann arbeiten wir im wahrsten Sinne des Wortes »ganzkörperlich«. Du wirst entdecken, welch wunderbare Ergebnisse erzielt werden können, wenn man mit dem Fünf-Körper-System arbeitet, und das ist der Grund, warum ich empfehle, es als wichtigstes Werkzeug im Prozess der Heilung und des inneren Wachstums zu verwenden.

Im Folgenden wirst du alle deine fünf Körper kennenlernen, indem du zielgerichtet »zu« und »in« ihnen reist und nacheinander jeden von ihnen für sich selbst und dann alle zusammen wahrnimmst. Sobald du durch eigene Empfindung festgestellt hast, dass jeder Körper sich anders »anfühlt«, wirst du problemlos in der Lage sein, durch deine frei gewählte Fokussierung von einem Körper in den anderen zu wechseln. Diese Fähigkeit ermöglicht dir die präzise Bestandsaufnahme deines physischen und psychischen Status quo – auch die Diagnose von Blockierungen deiner Lebensenergie, der eigentlichen Ursache dafür, dass deine Lebensenergie möglicherweise nicht frei und ungehindert fließen kann. Und, was besonders segensreich ist: Du wirst geeignete Heilungsmöglichkeiten erkennen und ergreifen.

Jetzt solltest du die folgende Übung durchführen. Die Anleitung ist kurz und einfach. Aber diese Übung hat es in sich. Gib dich dabei voll und ganz dem Fluss der Gefühle und Empfindungen und Wahrnehmungen hin. Schließe nichts aus, wehre nichts ab. Nimm alles entgegen, was dir gegeben wird. Ich empfehle, diese einfache, aber machtvolle Übung wieder und wieder zu machen, auch auf den weiteren Etappen des Weges, um die damit verbundenen Erfahrungen frisch zu halten und zu stabilisieren.

ÜBUNG: REISE IN DIE FÜNF KÖRPER

Setze dich bequem hin und entspanne dich. Atme tief in deinen Bauchraum ein und aus. Beim Einatmen wölbst du deinen Bauch nach außen, beim Ausatmen ziehst du den Bauch nach innen. Dann lass dein Bewusstsein in deinen physischen Körper einströmen. Nimm deinen physischen Körper wahr – wie fühlt er sich an, wie sieht er von innen her aus?

Als Nächstes gehe mit deiner Aufmerksamkeit zu deinem ätherischen Körper. Atme dich in ihn hinein, verschmelze mit diesem Körper und fühle: Wie geht es dir hier? Was kannst du hier wahrnehmen?

Dann begib dich in deinen emotionalen Körper und nimm diesen Körper wahr.

Danach lässt du dein Bewusstsein in deinen mentalen Körper strömen und du lernst diesen Körper kennen.

Und schließlich begegnest du deinem spirituellen Körper und fühlst, wie es dort ist.

Dann spüre nach.

Hast du die Erfahrung gemacht, dass jeder Körper sich anders anfühlt? Nun kannst du gezielt jedes Thema in allen deinen fünf Körpern bewusst anschauen und heilen.

Nun ein praktisches Beispiel für ganzkörperliche Arbeit, also für das Einbeziehen aller fünf Körper ins Üben. Dafür kehren wir zurück zu dem Ziel, dass dein Haar wieder voll und gesund auf deinem Kopf sprießt. Diese Absicht kann so formuliert werden: »Ich habe gesundes, volles Haar!«

EIN BEISPIEL FÜR EINE MEDITATIONSREISE IN DIE FÜNF KÖRPER

Verbinde dich durch deine Gedanken und Gefühle mit deinem physischen Körper. Frage dich selbst, wie dein physischer Körper sich damit fühlt. Fühlt es sich stimmig und freudig an? Wenn ja, dann verbinde dich als Nächstes mit deinem ätherschen Körper und überprüfe, ob »Ich habe gesundes, volles Haar!« sich in diesem Körper genauso stimmig anfühlt. Ist auch dieser Körper mit deiner Absicht einverstanden? Spüre danach, wie es deinem emotionalen Körper damit ergeht, und danach, wie die Formulierung beim mentalen und schließlich dem spirituellen Körper ankommt. Wenn es sich überall gut, stimmig und freudig anfühlt, dann kannst du dir gratulieren, denn du hast deine Absicht in allen fünf Körpern verankert.

Wenn du aber in einem oder in mehreren deiner Körper eine Unstimmigkeit verspürst, dann heißt es für dich, deine Aufmerksamkeit an diese Stelle zu lenken, in dich hineinzulauschen und zu empfinden, was hier fehlt.

Wenn du die Unstimmigkeit zum Beispiel in deinem emotionalen Körper erlebst, dann weiß du jetzt, dass es dabei um deine Gefühle und Charaktereigenschaften geht. Du kannst dich dann fragen, was dieser Körper wirklich für seine Heilung braucht. Spüre den Gefühlen nach, die in dir aufsteigen. Diese Gefühle brauchen deine Annahme. Du kannst dir sagen: »Ich nehme mich jetzt so an, wie ich bin – und ich nehme auch diese Gefühle an, denn auch sie sind ein Teil von mir.«

Du wirst merken: Je mehr du dir erlaubst, zu fühlen, was in dir ist, ohne es in irgendeiner Weise zu bewerten, desto ruhiger und stimmiger wird sich alles in dir anfühlen.

Durch weitere Übungen, die du in diesem Buch findest, wirst du all dies noch besser verinnerlichen und umzusetzen wissen.

DAS INNERE KIND

Nun kommen wir zu etwas ganz Wichtigem, das wir bei jeder wirklichen Heilung brauchen: unser inneres Kind. Warum? Weil es die Verwirklichung deines Vorhabens unmöglich machen, zumindest aber sehr erschweren wird, wenn dein inneres Kind mit deiner Absicht nicht einverstanden sein sollte.

Dabei beginnen wir mit einer Meditationsübung, durch die du deinem inneren Kind erst begegnest – vielleicht das erste Mal. Sobald du sie gemeistert hast, kannst du es in jeden Heilungsprozess mit einbeziehen.
Darüber hinaus fühlt es sich dabei immer gut an, wenn uns auch die geistige Welt unterstützt. Dafür können wir uns die Tatsache zunutze machen, dass unser inneres Kind eine sehr innige Beziehung zu unserem Schutzengel unterhält. Ich habe in meiner Praxis immer wieder die Erfahrung gemacht, dass die Menschen jedes Mal aufs Neue sehr berührt davon sind, ihr persönliches Schutzwesen und ihr inneres Kind Seite an Seite zu erleben.

Tipp: Bei Übungen mit längerem Text empfiehlt es sich, diese nicht nur durchzulesen, sondern auf einen geeigneten Tonträger aufzunehmen. Du wirst sehen, dass schon das laute Vorlesen während des Aufnehmens in dir eine subtile Resonanz hervorbringt. Und die Begegnung mit deiner eigenen Stimme, wenn du dir die Aufnahme während des Übens vorspielst, wird auch zur Begegnung mit dir selbst! Wenn du möchtest, kannst du die Du-Form des Anleitungstextes dafür auch in die Ich-Form umwandeln. Probiere es einfach aus, welche Variante dir eher liegt. Bevor du mit den Meditationsübungen beginnst, suche dir einen ruhigen und bequemen Platz und sorge auch dafür, dass du während der Übungen ungestört bist.

MEDITATIONSÜBUNG: MEIN INNERES KIND UND MEIN ENGEL

Komme in dir an, indem du bewusst atmest und wahrnimmst.
Sei ganz bei dir, sei präsent in dir. Sei willkommen!
Sieh nun, ein wunderschöner strahlender Engel kommt, der in allen Farben des Regenbogens leuchtet. Er kommt zu dir und umarmt dich, mit seinen schützenden Flügeln der Liebe.

»Ich bin dein Engel«, sagt er zu dir, »und ich bin für dich da, mit meiner ganzen Liebe und Fürsorge.«
Fühle die heilende Schwingung deines Engels und nimm wahr, wie diese himmlische Energie dich ganz und gar durchströmt und alle deine Zellen belebt.
Jetzt nimmt dich dein Engel an der Hand und führt dich auf eine wunderschöne Wiese.
Sieh, wie herrlich und lichtvoll es hier ist. Höre, wie die Vögel zwitschern, wie das Wasser in einem kleinen Bach plätschert und wie der warme Wind mit den Baumkronen spielt. Atme frische, nach Blumen duftende Luft ein. Erfreue dich an diesem Ort deiner Harmonie und Heilung.
Nun schau, da läuft ein kleines wunderschönes Kind, das etwa zwei bis drei Jahre alt ist.
Kommt dir dieses Kind vielleicht bekannt vor? Hast du es erkannt?
Ja, ganz genau! Du bist das Kind, das gerade barfuß im weichen Gras der Wiese läuft.
Jetzt hat es dich erblickt, dich und deinen Engel, der immer noch an deiner Seite steht. Sieh, wie sich das Gesicht des Kindes vor Freude und Begeisterung erhellt und wie es nun auf dich zuläuft.
Du breitest deine Arme aus und empfängst das Kind, das sich lachend an dich schmiegt.
Oh, wie herrlich es ist, das Kind in den Armen zu spüren, den kleinen, zärtlichen Körper in den Armen zu halten. Fühle es und nimm diese magische Begegnung mit all deinen Sinnen wahr.
Du hältst dein kleines Kind, dein inneres Kind, fest an dich gedrückt. Nun fühle, wie deine Liebe dich durchströmt. Nimm wahr, wie wichtig das kleine Wesen für dich ist und wie sehr es deine Liebe braucht.
Sage deinem inneren Kind: »Ich bin für dich da, mein kleiner Schatz, und werde immer, immer für dich da sein. Du bist für mich sehr wichtig, du bist wertvoll, meine Nummer eins. Ich liebe dich von ganzem Herzen!«

Lass deine Liebe fließen. Spüre, wie sie dein inneres Kind nährt, wie sie dich und auch dein Leben nährt.
Jetzt zeige deinem Kind den Engel, der in allen Farben des Regenbogens strahlend an deiner Seite steht und das Kind liebevoll anlächelt.
Sage: »Schau, mein Schatz, das ist dein Schutzengel. Er ist immer für dich da, um dich zu beschützen und zu leiten!«
Der Engel nimmt das Kind in seine großen, weichen Hände, hält es fest und spricht: »Sei gesegnet, du geliebtes Wesen!«
Fühle, wie der Segen des Engels das Kind und auch dich durchströmt. Nimm wahr, wie sich deine Energie und deine Schwingungen erhöhen.
Dein inneres Kind ist nun gesegnet und du bist gesegnet!
Nun bist du mit deinem inneren Kind verbunden. Das Kind ist in dir, du bist dein inneres Kind – ihr seid eine Einheit, verbunden in Liebe und Ganzheit.
Schau, wie dein Engel noch mehr strahlt und dir ermutigend zunickt.
Sage: »Danke, lieber Engel, dass du für mich da bist, so wie auch ich für mich und für mein inneres Kind da bin.«

Es ist ausreichend, diese Meditation ein Mal durchzuführen, um den Kontakt mit deinem inneren Kind und deinem Schutzengel herzustellen.
Nun kannst du zu jeder Zeit mit ihnen in Verbindung treten. Du brauchst dich dafür nur an deine Gefühle und inneren Bilder zu erinnern.
Ich verspreche dir, dass durch den Kontakt zu deinem inneren Kind alles leichter sein wird. Schließlich scheitern manche Heilmethoden, weil das Kind in uns einfach vergessen wird, das sich dann aber trotzig stellt und die ganzen Bemühungen und Ergebnisse sabotiert.
Wenn das innere Kind in die Heilung beziehungsweise die Verjüngung mit einbezogen wird, freut es sich und ist so glücklich,

mitmachen zu dürfen, dass es womöglich selbst kreativ wird und neue wundervolle Ideen entwickelt.

HEILEN MIT DEN HÄNDEN

Wenn uns etwas wehtut, legen wir unwillkürlich unsere Hände an diese Stelle. Wenn Kinder oder Tiere krank sind, berühren wir sie und halten sie mit unseren Händen. Alle Geschöpfe brauchen diese heilenden Berührungen.

Ich selbst begann mit den Händen zu heilen, als ich etwa 15 Jahre alt war. Damals hörte ich von einer Heilerin namens Dschuna Dawitaschwili, die im Russland der 1980er-Jahre durch ihre kontaktlose Massage sehr berühmt wurde. Ohne den Körper anzufassen, nur indem sie die Aura massierte, gelang es dieser Heilerin, alle möglichen Krankheiten zu lindern oder gar zu heilen. Das hat mich sehr fasziniert, und ich fing einfach selbst an, zu experimentieren. Ich habe mich von meinem Gefühl leiten lassen und versuchte, die Menschen in meiner Umgebung zu behandeln. Die Ergebnisse verblüfften mich sehr, besonders als ich meinen Onkel von einer Kriegsverletzung an seiner Wirbelsäule heilte. Damals konnte ich noch nicht so klar die Energien und die Aura sehen wie jetzt, um zu verstehen, wie so etwas wirken kann, aber mein inneres Gefühl sagte mir, dass es etwas war, was ich auf jeden Fall benutzen sollte.

Also ganz egal, an welchem Thema und an welcher Körperzone du arbeiten möchtest, vergiss nicht, deine Hände zu benutzen. Lege deine Hände auf die Körperstelle, die Heilung braucht, spüre die Wärme, massiere dich selbst und massiere deine Aura. Deine intuitive Vorgehensweise liegt in dir, du kannst sie entdecken, wenn du es einfach tust.

Jetzt kannst du gleich an dir selbst ausprobieren, wie eine kontaktlose Massage wirkt. Lies die Anleitung für die folgende dreiteilige Übung aufmerksam durch und zögere nicht, sie gleich auszuprobieren.

ÜBUNG: ENERGIE ERZEUGEN

Reibe deine Handflächen aneinander, um Energie zu erzeugen und um die weibliche und männliche Seite auszugleichen. Führe die Handflächen langsam auseinander und nimm die aufgebaute Energie wahr. Spiele mit der Energie, indem du die Handflächen wieder zusammen- und dann weiter auseinanderführst. Fühle, wie es zwischen deinen Handflächen vibriert.

ÜBUNG: ENERGIEMASSAGE

Nachdem du die Energie erzeugt hast, führe die Hände über deinen Körper. Bewege sie dabei langsam in einem Abstand von etwa acht Zentimetern vom Körper entfernt und gib dir damit die Energie. Dabei kannst du deine Handflächen kreisen lassen, hin und her schieben, etwas weiter vom Körper entfernen und wieder näher an den Körper heranbringen.
Nimm genau wahr, wie es sich anfühlt. Interessant, nicht wahr?

Nun kommt noch ein wesentlicher Teil der Praxis kontaktloser Massage. Es reicht nicht aus, nur Energie zu geben, man muss die Energie auch empfangen können. Das ist vielleicht gar nicht so einfach, wie du vorher geglaubt hast! Ich erlebe das oft: Wenn die Bereitschaft, zu nehmen, nicht oder nur in geringem Maße vorhanden ist, kann man sich massieren, bis die Hände abfallen, aber es wird nichts oder nur sehr wenig nutzen. Wenn du dir Heilung geben willst, musst du die Heilung auch von dir empfangen können.

Vielen Menschen scheint das Geben leichter zu fallen als das Annehmen. Das Verhältnis zwischen beidem sollte möglichst gleich sein: im Idealfall 50:50. Das kannst du mit dem kinesiologischen Selbsttest (siehe Beschreibung Seite 35), mit Rute oder Pendel testen. Später bist du wahrscheinlich auch in der Lage, es intuitiv zu fühlen und mit deinem inneren Blick festzustellen.
Falls du dabei feststellst, dass du hier nicht im Gleichgewicht bist, kannst du die Balance zwischen Geben und Nehmen sehr gut üben: Du konzentrierst dich darauf, dass du nimmst, und zwar genau so viel wie du gibst.

Lies die folgende Anleitung aufmerksam durch und probiere das am besten auch gleich an dir selbst aus.

ÜBUNG: DIE FÄHIGKEIT DES GEBENS UND NEHMENS ERFAHREN

Reibe erneut deine Handflächen aneinander, erzeuge die Energie und massiere dich selbst auf die beschriebene Weise.
Fühle, wie in diesem Moment die Energie aus deinen Handflächen strömt. Und nimm auch gleichzeitig wahr, wie sie in diesem Augenblick ankommt.
Das heißt, du gibst dir die Heilung und du nimmst sie an, indem du die Berührung und deren Kraft im gleichen Moment auf deinem Körper spürst. Geben und Nehmen sind gleichermaßen wichtig. Am besten sollst du beides gleich intensiv fühlen – wie du gibst und wie du empfängst.
Du sagst dir dafür mehrmals: Ich nehme die Heilung an. Die Heilung steht mir zu. Ich öffne mich für die Heilung. Ich erlaube mir, heil zu sein.
Atme tief ein und entscheide dich, die Heilung von dir selbst anzunehmen.
Jetzt versuchen wir, die Wirkung dieser Übung noch zu steigern.

Reibe erneut deine Handflächen aneinander, um die Schwingung zu erzeugen. Führe die Handflächen langsam auseinander und nimm die aufgebaute Energie wahr.
Dann stelle dich geistig vor dich selbst, stelle dir vor, du stehst vor dir, dein Rücken ist dir zugewandt. Und nun beginne deinen imaginären Rücken zu massieren. Streichle und kreise, bearbeite jeden Wirbel (Abstand der Hände wie oben angegeben). Und in diesem Moment fühle es an deinem Rücken! Im Idealfall fühlst du jede deiner Bewegungen, die du an deinem imaginären Körper ausführst, an deinem physischen Körper.
Wie ist es bei dir? Kannst du deine Heilung fühlen und annehmen?
Auf diese Art und Weise ist es möglich, mit jedem deiner Organe zu arbeiten. Stelle dir deine Leber, deine Niere oder ein anderes Organ vor, massiere und heile sie mit deinen Händen, deiner Energie und deiner Absicht. Du wirst spüren, wie das jeweilige Organ sich wärmer und wohler fühlt.

Wenn das gleich klappt, gratuliere ich dir herzlich. Falls du anfangs aber noch nichts spürst, sei nicht enttäuscht – das geht den allermeisten Menschen so! Es braucht ein bisschen Übung, du hast diese Fähigkeiten wahrscheinlich noch nie bewusst benutzt, niemand hat es dir bisher beigebracht. Mache dir keinen Druck und freue dich über kleine Erfolge: etwa, dass du die Energie zwischen deinen Handflächen schon bewusst spüren kannst und Ähnliches.
Ich finde, es sollte in der Schule ein Fach geben, das Menschen lehrt, wie man sich selbst geistig heilt. Wenn du Kinder hast, zeige ihnen diese Übung. Je kleiner ein Kind ist, desto spielerischer lernt es – so kann es von Anfang an nützliche Fähigkeiten erwerben, die ihm im Leben helfen können.

DER KINESIOLOGISCHE SELBSTTEST

Eines meiner Lieblingswerkzeuge, das der Körper uns bietet, ist der kinesiologische Muskeltest bzw. der Selbsttest, den du ganz allein – also ohne Unterstützung – nutzen kannst. Das ist eine körperliche Methode, die dir ein »Ja« oder ein »Nein« deines Körpers anzeigt.

Kinesiologie ist die Lehre von den inneren und äußeren Bewegungen und dem Bewegt-Sein des Menschen (von altgriechisch *kinein*, bewegen und *logos*, Wort, Lehre). In der Kinesiologie wird die Stärke eines Muskels als Indikator genutzt, um an die Wurzeln eines Themas zu gelangen.

Ein Selbsttest ist in der Kinesiologie zwar umstritten, weil die Möglichkeit besteht, dass er in gewisser Weise von einem selbst beeinflusst und damit sabotiert werden kann. Aber auch hierbei sollte man lernen, sich selbst zu vertrauen, dann wird es gut funktionieren.

Es ist allerdings nicht immer einfach, sich selbst gegenüber die Haltung von Objektivität und Ehrlichkeit einzunehmen. Es bedarf einiger Übung und großer Offenheit – aber man kann es schaffen. Ich finde, es ist schlicht ein Vorurteil, wenn jemand behauptet, sich selbst nicht heilen zu können. Sage dir selbst, dass du es kannst, erlaube es dir, das zu können, und dann klappt es auch.

Kinesiologische Übungen, Brain-Gym genannt, werden immer bekannter: Es sind Übungen, die beide Gehirnhälften ausgleichen und dadurch zu mehr Ruhe und Ausgeglichenheit führen. Außerdem sorgen sie für ein besseres Gedächtnis und eine erhöhte Lernfähigkeit.

Mit folgender Übung werden wir die Gehirnhälften mental ausgleichen und dadurch den Effekt noch tiefer verankern. Lies sie in Ruhe durch und versuche, sie dann gleich selbst durchzuführen.

DEN SELBSTTEST ÜBEN

Bevor du anfängst, zentriere dich, indem du deine Füße fest auf den Boden stellst und dich in Gedanken mit der Erde verbindest. Entweder visualisierst du die braune Farbe und atmest sie ein oder du stellst dir vor, wie aus deinen Füßen starke Wurzeln in die Erde wachsen und dich mit der nährenden, tragenden und beschützenden Eigenschaft von Mutter Erde verbinden. Atme bewusst auch ein paar Atemzüge ein und aus.

Führe Daumen und Zeigefinger einer Hand so zusammen, dass sie einen Ring bilden. Nun machst du das Gleiche mit Daumen und Zeigefinger der anderen Hand, indem du den Daumen dieser Hand durch den ersten Ring steckst und mit dem Zeigefinger den zweiten Ring schließt. Somit entsteht eine Art Kette mit zwei Gliedern. Der Selbsttest funktioniert nun so, dass du dir selbst eine Frage stellst und dann die Festigkeit der »Kette« prüfst: Ein »Ja« zeigt sich, wenn auf Zug ihre beiden Glieder miteinander verbunden bleiben. Bei einem »Nein« kann die Verbindung nicht mehr gehalten werden – die Kette »reißt«.

Jedes Mal, bevor du mit den Fingerringen arbeitest, mache eine Ja/Nein-Probe, indem du vorgibst: »Das ist ein klares Ja« – die Finger sollen auf Zug halten – und »Das ist ein klares Nein« – die Finger lösen sich voneinander.

Um zu üben, teste die Lebensmittel in deiner Speisekammer. Teste auch die Wirkung von Genussmitteln auf deinen Körper, indem du sie nacheinander auf deinen Schoß legst und den Selbsttest anwendest: Sagt dein Körper durch den Test »Ja« oder »Nein« dazu? Auch wenn du im Supermarkt stehst, kannst du testen, ob bestimmte Lebensmittel dir guttun. Man kann das ganz bequem und unauffällig machen.

Wenn du den Selbsttest gut geübt hast und dich sicherer fühlst, solltest du dazu übergehen, bestimmte Themen auszutesten. Du kannst dadurch beispielsweise dein biologisches

Alter erfahren. Das ist ein spannender Test, den ich irgendwann einmal ganz zufällig für mich entdeckt habe.
Du testest also dein biologisches Alter aus – und das ist nicht das, was du durch das Datum in deinem Pass erfahren kannst. Sondern es geht um das wahre Alter deines Körpers zum jetzigen Zeitpunkt.
Und so funktioniert der Selbsttest für das biologische Alter:

DAS BIOLOGISCHE ALTER AUSTESTEN

Du stellst dir selbst die Frage, welches biologische Alter du hast. Dann legst du Daumen und Zeigefinger der rechten und linken Hand wie beschrieben ineinander und zählst: 1, 2, 3, … 10… 20… Du zählst so lange, bis deine Fingermuskeln schwach werden und die Ringe sich lösen.

Man nennt das in der Kinesiologie eine Stress-Abfrage. Wenn beispielsweise die Kette zwischen 50 und 55 gerissen ist, kannst du ein noch genaueres Ergebnis erhalten, indem du den Test wiederholst und diesmal langsam nur von 50 bis 55 zählst.
Dein biologisches Alter und das Alter, das du laut Geburtsdatum hast, können sich deutlich voneinander unterscheiden. Mache dir keine großen Sorgen, wenn es heißt, dass du 70 Jahre alt bist, obwohl du laut Pass erst vor 39 Jahren geboren wurdest. Das lässt sich später mit der Übung »Die Zeit zurückdrehen« (siehe Seite 87) korrigieren.
Nun bist du so weit, um dein optimales Alter auszutesten. An dieser Stelle sei allerdings angemerkt: Wenn du den Selbsttest nicht so gern nutzt, dann musst du es auch nicht tun. Der Selbsttest ist, wie gesagt, ein Werkzeug, das man nutzen und mit dem man experimentieren kann – aber nicht muss. Möglicherweise weißt du sowieso, welches dein bestmögliches Alter ist, ohne es zu testen.

DAS OPTIMALE ALTER AUSTESTEN

Wenn du dich für den Selbsttest entscheidest, um dein optimales Alter zu erfahren, gehst du genauso vor wie beim Austesten des biologischen Alters, nur dass du dir nun die Frage stellst: Was ist mein bestmögliches Alter?

Mein persönliches bestmögliches Alter liegt bei 17 Jahren. Das ist das optimale energetische Alter für meinen Körper. Anscheinend waren in dieser Zeit meine Körperfunktionen und meine Zellen in Bestform. Das hat aber nichts mit dir zu tun. Vielleicht liegt dein bestmögliches Alter bei 30 Jahren oder auch in einem ganz anderen Zeitraum, das ist absolut individuell. Mache dir da keinen Druck.

Wenn du nun herausgefunden hast, was dein bestmögliches Alter ist, dann kannst du dich immer wieder einmal dorthin atmen. Du schließt dafür deine Augen und stellst dir vor, wie dein Atem dich und deinen Körper in dieses Alter bringt.

DIE GEHIRNHÄLFTEN AKTIVIEREN UND HARMONISIEREN

Gewöhnlich beginne ich alle meine Verjüngungskurse damit, dass die Gehirnhälften aktiviert werden. Das hat eine ausgleichende Wirkung auf das gesamte System, verbessert die Kommunikation der Nervenzellen, die geistige Aufnahmefähigkeit und das Gedächtnis. Sind die Gehirnhälften aktiviert, richtet das den Menschen innerlich auf und gibt ihm ein Gefühl der Verbundenheit mit dem Universum. Daher ist es zur Verjüngung und Ganzkörperregeneration sehr förderlich.

Dabei verbinden wir uns mental mit unseren beiden Gehirnhälften. Wenn du es magst, kannst du an dieser Stelle kinesiologisch testen, wie gut sie bei dir zusammenarbeiten.

Teste das am besten nach Prozentzahl aus: Ist die Verbindung

zwischen den Gehirnhälften mehr als 20 Prozent, 30 Prozent ... 40 Prozent ... 50 Prozent ... 60 Prozent ...? Stelle so die genaue Prozentzahl fest.
Ich kenne keinen Menschen, der bei einem solchen Test auf Anhieb bei 100 Prozent lag, meistens liegen wir bei 50 Prozent oder noch weniger.
Also ist es Zeit, auch daran etwas zu ändern. Lies die Anleitung der folgenden Übung aufmerksam durch und führe sie aus.

ÜBUNG: BEIDE GEHIRNHÄLFTEN AKTIVIEREN – UND DER AUSGLEICH

Setze oder lege dich bequem hin. Schließe deine Augen und lass dich von deinem Atem nach innen tragen. Spüre deinen Körper und lass deine Aufmerksamkeit zum Gehirn fließen. Nimm deine beiden Gehirnhälften wahr – die rechte und die linke. Sieh, wie sie miteinander durch eine Brücke verbunden sind.
Darüber laufen die Impulse von einer Hälfte in die andere: Je nachdem, wie stark diese Brücke ist, können Informationen schnell und effizient aufgenommen und umgesetzt werden – oder eben nicht. Von der Qualität dieser Verbindung hängt es auch ab, wie schnell neue Verhaltens- und Glaubensmuster in den Körper geleitet und integriert werden. Unter anderem auch solche Muster, die wir zur Verjüngung und Heilung brauchen.
Schau deshalb mit dem inneren Auge deine Brücke und deine beiden Gehirnhälften an: Wie sehen sie aus? Wie fühlen sie sich an?
Sind beide Gehirnhälften gleich groß, sind sie gleichwertig? Ist die Brücke breit genug? Kann hier die Energie frei fließen? Oder gibt es Hindernisse?
Haben deine Gehirnhälften ein Bedürfnis, fühlst du hier etwas, was geheilt werden will, was angenommen und geliebt werden möchte?

Gib dir Heilung, Liebe und Wertschätzung – und nimm das alles auch von dir an. Fühle, wie es dich mit dir selbst verbindet und alles heilt. Nimm wahr, wie deine Gehirnhälften sich gegenseitig ausgleichen und ganz werden.
Verankere das Ergebnis in allen fünf Körpern: im physischen, ätherischen, emotionalen, mentalen und spirituellen Körper.

Wenn du diese Übung beendet hast, teste nochmals die Intensität der Verbindung zwischen den Gehirnhälften. Im Regelfall ist eine sofortige Verbesserung spürbar. Um möglichst auf 100 Prozent zu kommen, kannst du die Übung natürlich noch öfter machen.
Nach erfolgter Aktivierung deiner beiden Gehirnhälften wirst du bemerken, dass dein Gedächtnis sich verbessert. Wundere dich nicht, wenn du plötzlich sogar Mathematik besser verstehst. Diese Aktivierung empfehle ich für Klein und Groß. Bei Kindern wirken sich kinesiologische Übungen positiv auf die schulischen Leistungen aus. Zappelige Kinder werden deutlich ruhiger. Und für uns Erwachsene ist der verjüngende Effekt, den wir damit erreichen, besonders interessant. Denn es wirkt nicht nur auf unser Gedächtnis positiv, sondern es sorgt für den Energieausgleich im ganzen Körper. Dadurch sehen wir entspannter und jünger aus.

Der Einstieg in das Trainingsprogramm

In meinem Trainingsprogramm durchläufst du drei Stationen: Verjüngung, Ganzkörpererneuerung und Organwiederherstellung.
Jede Station besteht aus bis zu fünf Phasen, die sich aufeinander beziehen und sich gegenseitig verstärken. Um den größtmöglichen Erfolg zu erzielen, sollten alle Stationen und Phasen berücksichtigt werden, wobei die Reihenfolge auch Geschmackssache ist. Du wirst selbst merken, was dir guttut. Das Programm wird immer in Theorie und Praxis vorgestellt – und anhand von Beispielen, Übungen und Tipps individuell erarbeitet.

DIE FÜNF PHASEN IM ENERGETISCHEN VERJÜNGUNGSPROGRAMM

Phase 1: Das alte Glaubenssystem überwinden – den Glauben an den Verfall des Körpers und den Tod.
Phase 2: Ein neues Glaubenssystem entwickeln. Das heißt, sobald wir zu glauben anfangen, dass Verjüngung und ewige Jugend möglich sind – dann funktioniert es auch! Was bedeutet, dass Jungsein im Kopf beginnt.
Phase 3: Selbstermächtigung. Es ist nicht unser Glaube allein, es ist vielmehr die treibende Kraft deines Seins selbst, die dein Dasein in den Fluss des Lebens und dich selbst in deine ureigene Schöpferkraft bringt. Verjüngung und Ganzkörperwiederherstellung heißt, dass du dich selbst dazu ermächtigst – dich selbst erwählst. Wenn du dich für dich selbst und für alles, was mit deiner Seele im Einklang schwingt, bewusst und von ganzem Herzen entscheidest.

Phase 4: Die bewusste und aktive Umkehrung der Zellstruktur und die ganzheitliche Regeneration des Körpers.
Phase 5: Ein individueller, aufbauender und lebenserhaltender Ernährungsplan, der im Einklang mit deinem Körper, deinem Geist, deiner Seele und dem ganzen Universum ist. Hinzu kommt das Vermeiden von Schadstoffaufnahmen und die Reinigung des Körpers.

Wie du mit diesem Buch am besten arbeitest

In jedem Kapitel findest du Erklärungen und Übungen. Die Erklärungen führen stets auf die Übungen hin. Praxis ist der Königsweg! Ich gebe jedes Mal eine Empfehlung ab, wie oft du eine Übung mindestens machen solltest. Doch dabei wirst du von selbst deinen persönlichen Rhythmus finden, um dich auf Leben, Jung- und Gesundsein sowie auf liebevolles Annehmen und Verbundenheit mit dir selbst einzuschwingen.
Meine generelle Empfehlung lautet: Probiere möglichst alles erst einmal, wähle dann die Übungen für die dich interessierenden Themen aus und führe diese regelmäßig und mit Hingabe durch – so lange, bis du einen positiven Effekt verspürst. Wie lange, das hängt ganz davon ab, wie weit der Alterungsprozess und etwaige Organschädigungen bei dir schon fortgeschritten sind – aber noch mehr davon, wie bereit du für die Heilung bist. Je tiefer du dich einlässt, desto rascher wirst du Erfolg haben. Und das hat nichts mit dem Alter zu tun, das in deinem Pass verzeichnet ist! Auch wenn du schon 80 Jahre alt sein solltest oder noch älter, kannst du dich verjüngen, und es muss nicht einmal länger dauern, als wenn dein physischer Körper noch frisch und knackig wäre.
Lass dich nicht von der Vielzahl der Übungen abschrecken. Du musst nicht einmal alle machen, schon gar nicht sofort. Probiere so viel, wie dir möglich ist – und wähle das aus, was für dich Priorität hat. Du horchst nach innen und spürst selbst am allerbesten, welche Übung für dich jetzt dran ist.

Das System der fünf Körper und die Werkzeuge, die du im vorigen Kapitel kennengelernt hast, sind in manche der folgenden Übungen eingebaut, aber du kannst sie auch separat nutzen. So kannst du beispielsweise die Energie in den Händen erzeugen (siehe Seite 32) und dir täglich eine Kopfmassage geben. Bevor du etwas lernen möchtest, kannst du deine Gehirnhälften ausgleichen. Beim Einkaufen im Supermarkt kannst du kinesiologisch austesten, welche Lebensmittel optimal für dich sind. Oder du kannst zur Heilung deines Körpers den Kontakt zu deinem inneren Kind und deinem Schutzengel herstellen (siehe Seite 28).
Schreibe dir, wenn du magst, dein Ziel oder deine Ziele auf und gehe in kleinen Schritten voran. Tag für Tag. Deinem größten Ziel entgegen. Du wirst es schaffen! Der Schlüssel liegt darin, die Übungen in deinen persönlichen Alltag zu integrieren. Das bedeutet, die Zeit, die du dir dafür nehmen willst, im Voraus in deinen Tagesablauf einzuplanen. So mache ich selbst es auch.
Alles, was du in dieser Beziehung machst, wirkt auf alles andere positiv ein. Selbst wenn du nur an einem Thema arbeitest – zum Beispiel an deinen Haaren –, wird es darüber hinaus einen Verjüngungseffekt auf dein ganzes System haben.
Beachte auch die kleinen Tipps, die ich zwischendurch eingebaut habe. Sie eröffnen dir die eine oder andere Möglichkeit, beim großen Programm zu bleiben, auch wenn du einmal einen Durchhänger hast. Und der wird kommen. Kann gar nicht anders sein. Hat jeder einmal. Gehört unbedingt mit dazu. Aber dann rappelst du dich wieder auf und machst einfach weiter. Denn du weißt: Du tust es für dich. Aus Liebe zu dir selbst. Und dann siehst du es wieder: das Licht, das dich leitet und zu deinem Ziel führt. Jeden Tag ein Stückchen weiter!

MEIN EIGENES TRAINING IM ALLTAG

Viele meiner Klienten und Seminarteilnehmer fragen mich, wie ich das alles schaffe: Kinder, Haushalt, Garten, Seminare, Einzelsitzungen, Bücher schreiben, Bewusstseinsarbeit, Meditation ... Mein Geheimnis dabei ist: Es geht eben einfacher, wenn man seine nächsten Schritte ganz klar festlegt und sich für jeden Tag konkret aufschreibt, was man vorhat. Ich führe dafür eine Prioritätenliste und nehme das, was höchste Priorität hat, für mich verbindlich in meinen Tagesplan auf. Alles andere kann, muss ich aber nicht machen.

So ist mein persönlicher Tagesablauf ziemlich durchgeplant. Ich habe eben eine harte Schule hinter mir und bin es gewohnt, mich zu disziplinieren. Mein Wecker klingelt um 6:15 Uhr, damit ich etwas Zeit für mich habe, bevor ich die Kinder wecke. Ich begrüße mich selbst an jedem neuen Tag, schaue mich im Spiegel an, lächle mir zu, sage mir, dass ich heute wieder einen Tag jünger bin. Ich strecke mich genüsslich, und manchmal, wenn ich Lust habe, mache ich zwölf Minuten lang die Fünf Tibeter oder eine Gesichtsgymnastik.

Ich brauche es für mich, dass ich mir ganz klare Prioritäten und Ziele setze, sonst verrinnen meine Tage, und ich bin frustriert, wenn ich nichts erreicht – oder mich einfach überfordert – habe, weil ich alles auf einmal machen wollte. Ich schaue kein Fernsehen und lese keine Zeitungen, lieber nehme ich mir Zeit, um Bücher zu lesen, oder ich mache einen Spaziergang. Bei der Essenszubereitung schalte ich gerne Hör-CDs ein, um mich weiterzubilden, oder ich höre Mantras und singe mit, um meine Schwingung und die Schwingung der Lebensmittel zu erhöhen.

Mir ist klar, all das hört sich ein bisschen streng an, aber ich selbst empfinde es nicht so. Ich weiß, und das sage ich mir immer wieder, dass ich es für mich mache, nur für mich. Für meine Gesundheit, meine Schönheit, mein Wohlbefinden. Ich tue es, weil ich mich liebe und weil ich mir selbst wichtig bin.

Ja, es gibt auch für mich Tage, an denen ich gar nichts mache und mein Nichtstun einfach bewusst genieße. Ich mag es auch, gute Filme anzuschauen, die ich mir ausleihe oder kaufe.
Wenn ich ein Ziel verfolge oder an etwas Wichtigem arbeite, benutze ich immer die Fünf-Schritte-Methode. Das heißt, ich lege fest und schreibe auch in meinen Terminkalender ein, welche fünf Schritte ich am Tag ausführe, die mich zu meinem Ziel bringen. Es müssen keine großen Schritte sein, kleine Schritte sind völlig ausreichend. Aber ich gehe sie jeden Tag und mindestens 40 Tage lang. So komme ich langsam, aber sicher an mein Ziel. Ob es um das Schreiben eines Buches, mein Fernstudium, eine Ernährungsumstellung oder um das Einüben neuer Gewohnheiten geht – diese Methode hat sich für mich sehr gut bewährt. Ich bin ein Praktiker, und deshalb steht die Arbeit an mir selbst für mich an erster Stelle auf meiner Prioritätenliste.
Im Laufe der Zeit habe ich herausgefunden, dass es einfacher und auch wirksamer ist, verteilt auf den ganzen Tag immer mal wieder etwas für sich selbst zu tun, als zu versuchen, sich dafür Extrazeit zu reservieren, den Rest des Tages aber mehr oder weniger unbewusst zu verbringen.
Was machst du zum Beispiel, wenn du auf einen Zug, den Bus oder die U-Bahn wartest? Oder wenn du – sorry – auf dem Töpfchen sitzt? Ich habe mir angewöhnt, mich gerade dann positiv zu programmieren, ich spreche zum Beispiel meine Affirmationen:

»Mein physischer Körper
ist in der Lage, sich selbst
zu regenerieren und zu verjüngen.«

»Gesundheit, Vitalität, Schönheit
sowie innere und äußere Harmonie
sind mein Geburtsrecht.«

Wenn ich an der roten Ampel stehe, atme ich bewusst in den Bauch. Oder ich mache Augen- und Gesichtsgymnastik, was natürlich sehr komisch aussieht für jeden, der mich dabei vielleicht beobachtet. Ich weiß, dass es nur paar Minuten sind, aber es sind für mich bewusste Momente, in denen ich etwas für mich tue.

Wenn ich meine Zähne putze, versuche ich, ganz bei der Sache zu sein, und schicke liebevolle Gedanken an meine Zähne und an mein Zahnfleisch. Es gibt immer Momente, die wir uns selbst schenken können, um uns dadurch in unserer Entwicklung voranzubringen.

Bitte lass dich von meiner disziplinierten Art nicht abschrecken. Ich weiß, wie schwer es ist, sich ständig dazu anzuhalten, etwas für sich selbst zu tun. Wichtig ist es, Prioritäten zu setzen! Du wirst selbst wissen, wo diese für dich liegen, und dann kannst du sie Schritt für Schritt abarbeiten.

Wo also liegen deine Prioritäten im Alltag? Arbeitest du gerade an einem wichtigen Projekt, oder hast du Wünsche, die du dir erfüllen möchtest? Was möchtest du in deinem Leben verändern? An dir selbst, an deinen Gewohnheiten? Das Buch, das du gerade liest, kann später dein Bücherregal schmücken – oder es kann dein Leben verändern und dich in eine neue Welt katapultieren. Bitte horche in dich hinein und spüre, was dich dort bewegt. Nimm es ernst, nimm dich selbst und deine Wünsche ernst. Ziele, Träume und Wünsche sind unsere Motoren, die wir anwerfen können, um mehr Spaß und mehr Qualität im Leben zu haben. Sie sind etwas, was uns Freude bringt, was uns beflügelt.

Und es ist erlaubt, sich die eigenen Träume und Wünsche zu erfüllen! Mit der nächsten Übung kannst du gleich damit anfangen:

ÜBUNG: WAS SIND MEINE WÜNSCHE?

Atme dich in deinen Körper hinein und nimm dich selbst wahr. Jetzt lass ein Gefühl der Dankbarkeit und Verbundenheit in dir entstehen. Dazu musst du dich nicht anstrengen. Atme tief und sei einfach dankbar, sei verbunden mit dir selbst. Fühle es!
Nun frage dich: Was sind meine Wünsche? Wonach strebt meine Seele, was ist mein tiefstes inneres Verlangen?
Setze deinen Verstand liebevoll auf deinen Schoß und lausche einfach in dich hinein. Höre deiner Seele zu, schau dir deine innigsten Wünsche an.
Wenn dir alles möglich wäre, welche Wünsche würdest du dir erfüllen? Trau dich! Sei großzügig, sei erfinderisch!

Setze dir klare Ziele. Welche sind es? Vielleicht, mindestens zehn Jahre jünger auszusehen? Sich gesund und voller Energie zu fühlen? Auch angesichts von Turbulenzen im Alltag ruhig und gelassen zu bleiben und das Leben weiter zu genießen? Was ist für dich persönlich wichtig, woran möchtest du arbeiten?
Schreibe deine Ziele auf einem Blatt Papier auf.
Frage dich danach, wie viel Zeit du bereit bist, dir für die Erfüllung deiner Ziele zu nehmen. Eine Stunde täglich – oder eher nur zehn Minuten am Tag? Oder willst du die von mir selbst befolgte Methode anwenden, möglichst jede Tätigkeit, jede freie Minute dafür zu nutzen – den ganzen lieben, langen Tag über?
Frage dich nun, wie viel Zeit du für das Fernsehen, im Internet, beim Zeitunglesen, bei der Maniküre, beim Kochen, Putzen oder Einkaufen, bei den Hausaufgaben mit den Kindern verbringst. Was sind die größten Zeitfresser für dich? Was davon kannst du reduzieren, was kannst du ganz weglassen? Welche Tätigkeiten, welche Hausarbeiten kannst du beispielsweise an andere Familienmitglieder übertragen?
Frage dich auch, wie viel Zeit du dir täglich für deine Selbstentwicklung nimmst – also für Meditation, Yoga, Qigong,

Gesichtsgymnastik, Verjüngungsübungen, Augentraining und für deine bewusste Ernährung. Welche neuen Aktivitäten würdest du gern in deinen Alltag integrieren?
Wenn du einen Terminkalender besitzt, schau ihn dir genau an. Studiere deinen Zeitplan. Falls du keinen Terminplaner besitzt, schaffe dir am besten gleich einen an.
Schreibe dir deine ersten Schritte konkret auf. Frage dich: Was kann ich heute, morgen und täglich tun, um mein Ziel zu erreichen? Es müssen keine großen Schritte sein, lieber kleine, dafür täglich.
Unterteile dein Programm in fünf Bereiche:

- **Körperliche Aktivitäten** – dazu gehören Bewegung, Spaziergänge, bestimmte Körperübungen, Gesichtstraining, Atemgymnastik usw.

- **Schönheit** – Massagen, Gesichts- und Haarmasken, Baden, Sauna, Körperpeeling usw.

- **Mentaltraining** – Programmierungen, Affirmationen, Mentalübungen, die du in diesem Buch auch findest.

- **Meditation und Reisen in den Körper** – Meditationen und Körperreisen, die ebenfalls hier beschrieben werden.

- **Ernährung** – eine besondere Ernährungsweise, die deinen Körper auf dem Weg zur Verjüngung unterstützt. Dazu gehören idealerweise vegane Gerichte, Rohkost, grüne Smoothies, Wildkräuter, reine Obst- und Gemüsetage.

Versuche, jeden Tag wenigstens eine Aktivität in jedem dieser Bereiche durchzuführen. Das könnte beispielsweise so aussehen:

Körperliche Aktivitäten und Mentaltraining (15 Minuten)
Vielleicht beides miteinander verbinden: ein Gang an die frische Luft und währenddessen gute Gefühle erzeugen. Wann? Am besten gleich morgens vor Arbeitsbeginn.

Ernährung und Schönheit (5 Minuten, um den Smoothie zuzubereiten)
Einen grünen Smoothie zum Frühstück genießen – und über den Tag verteilt etwa zwei Liter Wasser trinken.

Mentaltraining (5 Minuten)
Für schöneres Haar: die Kopfhaut bewusst wahrnehmen, das Haar wahrnehmen, sich hineinfühlen, sich damit verbinden. Gedanklich Liebe und Licht schicken. Wann? In der Mittagspause.

Meditation und Schönheit (15 Minuten)
Meditation: Aktivierung der Hormonproduktion, dabei eine Gesichtsmaske auflegen. Wann? Nach Arbeitsschluss.

Mentaltraining (etwa 5 Minuten)
Sich selbst programmieren: »Mein physischer Körper ist in der Lage, sich selbst zu regenerieren und zu verjüngen.« Diese Affirmation sprechen und fühlen. Licht in die Körperzellen einatmen. Wann? Vor dem Einschlafen.

Für all das brauchst du insgesamt gerade einmal eine Dreiviertelstunde, auf den gesamten Tag verteilt – das sollte doch machbar sein oder nicht? Aber selbst wenn es weniger wird, wäre es immer noch besser als gar nichts.
Wenn du Disziplin mit Spaß und Freude würzt, kannst du es schaffen! Es wird Tage geben, an denen du mehr Zeit investierst, an anderen weniger. Und auch Tage, an denen du gar nichts tust. Das ist normal. Wichtig ist, dass du immer wieder deine Gedanken auf dein Ziel richtest und weitermachst!

UNERLÄSSLICH BEIM JÜNGERWERDEN: BEWEGUNG

Zugegeben: Längst nicht jede Bewegung erfreut und dient uns. Manche zehren uns sogar aus. Da wir uns nicht immer aussuchen können, wo und wofür wir uns bewegen, müssen wir den Geist einsetzen, um das göttliche Geschenk unserer Bewegungsfähigkeit anzunehmen. Eigentlich sollten wir Freude und Dankbarkeit bei jeder Bewegung verspüren. Schon allein, weil sie uns ermöglicht, unseren Körper wahrzunehmen, ohne den wir nicht wären. Ohne uns bewusst und richtig zu bewegen, können wir uns auch nicht bewusst und richtig verändern.

Ich weiß, dass ich mehr für meinen physischen und auch für meinen feinstofflichen Körper erreiche, wenn ich möglichst jede Bewegung nicht nur mechanisch ausführe, sondern mein Glücksgefühl, meine Liebe, meine Bewunderung, Dankbarkeit und Wertschätzung dem Körper gegenüber hineinlege. Das mag eine Idealvorstellung bleiben. Doch auf den Versuch kommt es an! Geist und Seele werden vereinigt, schon wenn du es aufrichtig versuchst. Sich dessen zu erinnern heißt, eine wache Aufmerksamkeit möglichst mühelos in etwas so Selbstverständliches wie zum Beispiel eine einfache Streckung des Körpers fließen zu lassen. So versorge ich mich selbst mit einer ungleich lebendigeren Energie, als wenn ich es rein automatisch tue.

Und, ganz egal welche Bewegungen du ausübst, gib möglichst immer deine Liebe und Bewunderung dir selbst gegenüber hinein. Nimm diesen Moment so intensiv wahr, wie es dir nur möglich ist.

Du kannst es jetzt gleich ausprobieren. Für diese Übung solltest du allein sein – sonst führe sie lieber zu einem späteren Zeitpunkt aus:

ÜBUNG: KLEINE BEWEGUNG – GROSSE WIRKUNG

Stehe auf und strecke deine Arme nach oben. Genieße es, gib dir das Gefühl von Wichtigkeit und Bewunderung, dabei kannst du auch genüsslich seufzen, gähnen, stöhnen – was immer du brauchst. Bewege dich einige Minuten nach deinem Impuls und gib jeder deiner Bewegungen einen besonderen Sinn. Wenn du beispielsweise deine Schulter kreisen lässt, dann ist es deine Genialität, die jetzt in dir und in deinen Schultern präsent ist. Wenn du eine Kniebeuge machst, dann fühle, wie deine unermessliche Liebe überall in dir fließt. Was auch immer du tust und welche Gefühle du dabei erzeugst – bedeutend ist der Moment, den du ganz in dir selbst ruhend erlebst und mit jeder Faser deines Körpers genießt. Deshalb können dir fünf Minuten bewusste Bewegung mehr geben als ein stundenlanges Training.

Die »Fünf Tibeter«

Als ich mit dem Thema Verjüngung gerade so richtig anfing, entwickelte ich eine Meditation, um mit meinen Zellen in Kontakt zu kommen. Dabei fragte ich meinen Körper: Was kann ich für dich tun, um den Prozess der Verjüngung zu unterstützen?

Mein Körper sagte mir: Mache jeden Tag die »Fünf Tibeter«. Ich muss sagen, dass es mich ein bisschen verwirrte. Ich machte doch schon Yoga und Qigong, war das etwa nicht genug? Wozu dann die »Fünf Tibeter«? Aber ich kaufte und las trotzdem das Buch von Peter Kelder (siehe Literatur) und war begeistert. Der Name »Fünf Tibeter« steht für eine Abfolge von fünf Übungen, die Körper und Geist gesund erhalten. Angeblich werden sie seit Jahrhunderten von Mönchen in Tibet erfolgreich praktiziert. Es heißt, darin verberge sich die Quelle der ewigen Jugend. Wie dem auch sei im fernen Tibet, diese Übungen fühlen sich für mich einfach nur gut an. Sie bewirken tatsächlich, dass die Chakra-Energien harmonisiert und aktiviert werden. Also mache ich diese Übungen regelmäßig. Auch meine Familie ist mittlerweile darauf angesprungen, mein Mann steht dafür sogar jeden Tag zehn Minuten früher auf – und das ist bei ihm um fünf Uhr morgens!

Natürlich kannst du aber auch andere Übungen wählen, um in das richtige Bewusstsein für die Bewegung deines Körpers zu kommen. Ich kann nur immer wieder sagen: Du weißt selbst am besten, was gut für dich ist. Spüre nach, horche hinein und sieh auf dich selbst – dann findest du das Richtige. Nur noch eine Erinnerung, die es zu beherzigen gilt: Wichtig ist immer das bewusste Gefühl, das heißt, mit völliger Hingabe bei der Sache zu sein – was gerade bei täglicher Wiederholung leicht vergessen werden kann.

Bewege dich – im Alltag

Körperliche Bewegung ist ein unverzichtbarer, kostbarer Teil unserer Natur. Doch im heutigen Alltag bewegen wir uns viel zu wenig.

Eine gute Möglichkeit, Bewegung in deinen Alltag zu bringen, bietet ein Garten: Gartenarbeit besteht aus vielen verschiedenen körperlichen Aktivitäten an der frischen Luft. Das hilft sehr gut gegen den Stress – und es macht auch Spaß, eigene Früchte zu ernten. Hast du keinen Garten? Vielleicht mietest du dir einen Schrebergarten? Bewegung im Freien, Sauerstoff und die Verbindung zur Erde erhalten uns jung und steigern unsere Vitalität und Ausdauer.

Ich selbst habe mich allmählich wieder ins »Garteln«, wie man in meiner bayerischen Wahlheimat sagt, hineinarbeiten müssen. In Kasachstan war es für mich selbstverständlich. Babuschka sorgte dafür, dass wir unser Gemüse fast ausschließlich aus unserem Garten bezogen, und ich ging ihr dabei zur Hand. Ganz nebenbei lehrte sie mich, gesunde und nahrhafte Wildkräuter in den Wäldern zu erkennen, sie zum richtigen Zeitpunkt zu ernten, zu trocknen und zuzubereiten. Davon profitiere ich heute auch in Deutschland, wo es erstaunlich viele Wälder gibt. Und seit vielen Jahren schon ist mein eigener Garten für mich ein unverzichtbares Stück Lebensqualität. Ab dem nächsten Jahr möchte ich es schaffen, möglichst nur von den Erträgen aus meinem Garten und von Wildkräutern, die ich in der Umgebung sammle, zu leben. So wie damals zu Hause. Das ist eines meiner vielen persönlichen Experimente. So gibt es immer wieder etwas Neues, das man ausprobieren kann.

Auch das Tanzen ist eine erstklassige Bewegungsart für den Körper. Es macht Spaß, löst gute Gefühle aus. Dabei arbeiten viele Muskeln und Gelenke. Man kann immer wieder einmal zwischendurch eine Runde tanzen – jeden Tag. Ich tanze gern in meiner Küche. Ich habe dort eine gute Musikanlage, und auch beim Teewasserkochen gibt es bei mir kurze Tanzpausen, mit Gefühl.

Was auch immer du tust, lass ab jetzt die körperliche Bewegung zum unverzichtbaren Bestandteil deines Alltags werden. Bewegung ist wie eine Liebkosung für den Körper, ein ideales Mittel, um jung zu bleiben oder wieder jung zu werden. Lasse dabei all dein Gefühl in dich hineinfließen. Versuche, deinen Körper so gut wie möglich zu spüren und deiner selbst gewahr zu werden.

Sieh auch den Kindern zu: Sie sind ständig in Bewegung, genau das ist unsere wahre Natur. Erst wenn wir uns durch unsere künstliche Lebensweise, durch falsche Ernährung und das Ansammeln von mentalem Müll belasten, werden wir träge und haben keine Lust mehr, uns zu bewegen – auf diese Weise werden wir alt und krank.

Tipp: Fahre lieber Fahrrad statt Auto. Nimm die Treppe, statt den Lift zu benutzen. Gehe in der Mittagspause und nach dem Abendessen spazieren. Trage dir die Zeit für deine Bewegung in deinen Terminkalender ein.

Verjüngung

Verjüngung ist die erste Station unseres Programms. Dabei werden die folgenden Phasen aktiviert:

1. Altes Glaubenssystem überwinden
2. Ein neues Glaubenssystem entwickeln
3. Selbstermächtigung
4. Die bewusste und aktive Umkehrung der Zellstruktur und die ganzheitliche Regeneration des Körpers

Erste Phase: Das Programm des Verfalls und des Alterns ist in uns – genauer: in unseren Zellen – fest einprogrammiert. Wir sind uns dessen nicht wirklich bewusst, dass es nur eines von vielen möglichen Programmen ist, und nichts weiter. Dieses Programm arbeitet unaufhörlich in uns, weil wir an das entsprechende Glaubenssystem angeschlossen sind. Dieses übernehmen wir bereits im Mutterleib, weil wir die Ängste und Überzeugungen unserer Mutter und ihres Umfelds in uns aufnehmen. Wir beginnen zu glauben: Wenn ich alt bin, werde ich sterben. Oder: Mit dem Alter kommen Krankheit und Tod.

Die Realität, die wir täglich wahrnehmen, scheint die Richtigkeit und Gültigkeit, ja, die Unumstößlichkeit dieses Glaubenssystems unzweifelhaft zu beweisen. Aber können wir uns wirklich auf das verlassen, was wir mit unserem begrenzten Sinneseindruck wahrnehmen? Wie wäre es mit einem Glaubenssystem, das von einer ganz anderen Grundvoraussetzung ausgeht: Wir sind das, was wir glauben zu sein – und genau das ist der Beweis unserer Göttlichkeit, die wir in uns tragen. Wenn wir unsere wahre Natur, unsere reine Essenz wiedererkennen, können wir wortwörtlich alles verändern und transformieren – sogar uns selbst neu erschaffen. Wir könnten lange leben – viel, viel länger, als wir es uns jetzt vorstellen können. Und wir könnten dabei gesund und strahlend bleiben. Also wagen wir es, unsere bisherigen Grenzen zu überschreiten und die ihnen zugrunde liegenden Überzeugungen zu stürzen, um das Unmögliche möglich zu machen!

Zweite Phase: Es liegt an uns selbst, ein neues Glaubenssystem zu entwickeln. Die Kraft dafür haben wir. Aber die Veränderungen können nur dann eintreten, wenn wir es uns gestatten, dafür offen zu sein. Wir müssen mit größtmöglicher innerer Gewissheit von der Möglichkeit der Verjüngung und Organwiederherstellung überzeugt sein. Das wird Sicherheit und Klarheit in uns erzeugen. Wenn alle unsere Systeme miteinander verbunden sind und füreinander statt gegeneinander arbeiten, öffnen sich ganz von selbst neue Wege der Schöpfung.

Dritte Phase: Die Selbstermächtigung ist mehr als ein Glaube, sie ist vielmehr die treibende Kraft deines Seins, die dich und dein Dasein in den Fluss des Lebens und in die göttliche Schöpferkraft bringt. Verjüngung kann nur dann stattfinden, wenn du dich selbst ermächtigst – dich selbst erwählst, dich für dich und für das, was mit deiner Seele im Einklang schwingt, entscheidest. Das bedeutet, du selbst gibst dir die Erlaubnis und nimmst eine dir von Gott gegebene Macht wieder zu dir.

Als ich beschloss und mir selbst sagte, dass ich nicht mehr altern werde, habe ich mir die Erlaubnis und die Ermächtigung dafür gegeben. Ich bin wirklich von diesem Moment an nicht mehr gealtert, es sind keine grauen Haare hinzugekommen, keine neuen Falten oder körperlichen Probleme. Ich würde sagen, dass ich mich verjüngt habe, und fühle zutiefst, dass es nur der Beginn meines Prozesses ist. Ich wirke heute nicht nur jünger, sondern auch strahlender, lebendiger als zuvor. Ich fühle mich glücklicher, verbundener, leichter und vor allem freier.

Vierte Phase: Bei der Umkehrung der Zellstruktur und der ganzheitlichen Regeneration des Körpers geht es darum, dass wir unseren Körper liebevoll, mit viel Freude und Fingerspitzengefühl in seinen natürlichen und vollkommenen Zustand der inneren und äußeren Harmonie und universellen Ordnung zurückführen. Wir nehmen unseren Körper liebevoll an. Dabei werden auch alle sabotierenden Kräfte in uns sichtbar und können ebenfalls bedingungslos angenommen und in den Prozess integriert werden. Das ist eine wundervolle Arbeit, die Körper, Geist und Seele sehr guttut. Es macht viel Spaß, sich selbst zu fühlen. Und es macht uns ganz und heil.

Dadurch nutzen wir das ganze Potenzial, das wir zur Verfügung haben, und wir nutzen die Kraft unseres Geistes, was uns zu wahren Schöpfern unseres Lebens macht. Durch die Kraft unseres Geistes sind wir zum Beispiel in der Lage, unser jugendliches Gesicht zu bewahren oder unser Gesicht wieder zu verjüngen. Wir sind in der Lage, unsere Organe wiederherzustellen, uns zu heilen und zu regenerieren.

Immer wenn ich in den Spiegel schaue, denke ich, wie wunderbar und wie einfach das doch ist. Man muss nur wissen, wie man seine Fähigkeiten nutzt – und alles Weitere geschieht wie von allein. Alles, was wir für unsere Verjüngung brauchen, liegt in uns – im Grunde benötigen wir gar nichts von außen. Wir können uns unserer geistigen Werkzeuge jederzeit bedienen und durch richtiges Atmen, geeignete Bewegung und gesunde Ernährung den Prozess wirksam unterstützen.

KOLLEKTIVES BEWUSSTSEINSFELD UND ZUKUNFTSFELD

Unter dem »kollektiven Bewusstseinsfeld« verstehe ich die Ganzheit aller Ansichten, Erfahrungen, Überzeugungen, Glaubensformen und Verhaltensmuster, die wir Menschen teilen und die in einem in sich verschmolzenen energetischen

Feld miteinander verwoben und verbunden sind. Unsere inneren Erfahrungen fließen dort mit ein und werden durch die äußeren Bilder, die wir ständig empfangen, bestätigt. So erschaffen wir das kollektive Bewusstseinsfeld immer wieder neu. Das geschieht unbewusst und ungesteuert.

Wir können uns aber auch in andere Felder »einklicken« – tun es aber in der Regel nicht. Dieses Buch soll als ein Werkzeug dienen, dass du dich in ein neues, lebensbejahendes und die Seele nährendes Feld einklickst, das näher an der universellen Wirklichkeit ist als das auf der Erde vorherrschende kollektive Bewusstseinsfeld. Da dieses neue, machtvolle Feld, obwohl es immer schon existiert hat, von den Menschen heute gerade erst so richtig entdeckt und zu nutzen begonnen wird, nenne ich es »Zukunftsfeld«.

Aus der Sicht schamanischer Welten gehören auch die Bindungen und Lebensmodelle, die wir von unseren Ahnen erben, zu dem Bewusstseinsfeld, in dem wir leben. Wir leben im Grunde also auch immer das, was unsere Familien uns vorgelebt haben. Diese Bindungen und Programme sind stark und wichtig, weil sie uns einen gewissen Halt geben. Und auch wenn sie nicht immer förderlich für unser Leben sind, bleiben wir unbewusst im Zustand der Anhaftung an sie, einfach weil es etwas ist, das uns vertraut ist. Gleichzeitig ist es aber möglich, dieses Erbe auf bewusste Art und Weise in Besitz zu nehmen und für unsere Weiterentwicklung zu nutzen. (Mehr dazu im Kapitel »Die Kraft der Ahnen als Schlüssel zur Unsterblichkeit«, ab Seite 90.)

Der erste Schritt zur Befreiung, hin zu erwünschten Veränderungen ist es, möglichst alle Programme, die uns eingepflanzt wurden, zu erkennen. Vor allem auch zu erkennen, dass in unserem System Programme laufen, die uns mit im wahrsten Sinne des Wortes tödlicher Sicherheit ins physische Altern führen. Die Erkenntnis, dass wir diesen Prozess bewusst unterbrechen und in ein neues Bewusstseinsfeld wechseln können, ist essenziell. Das heißt, wir können uns erst dann verjüngen, wenn wir aufwachen und als Allererstes unser Denken verändern.

Eines Tages erkannte ich, dass ich unbewusst in dem kollektiven Bewusstseinsfeld »Altern und Tod« gefangen und dass deshalb mein Körper ganz automatisch dem üblichen Zerfallsprozess unterworfen war. Ich fühlte, dass dieses kollektive Bewusstseinsfeld auf uns wirkt wie eine gemeinschaftliche Hypnose, in der wir uns befinden, ohne es zu bemerken. Deshalb nahm ich mir mit Beginn des Jahres 2010 vor, aus dieser kollektiven Hypnose zu erwachen und aus dem damit verbundenen Glaubenssystem auszusteigen. Ich beschloss, nicht mehr zu altern. Nicht mehr und nicht weniger als das.

Als ich das aus tiefster Seele heraus tat, haben mein Körper, mein Geist, meine Seele, meine innere Weisheit, mein ganzes System mir mit einem lauten, begeisterten »Ja« geantwortet. Als ob alles in mir nur darauf gewartet hätte, aus tiefem Schlaf zu erwachen, um endlich meine wahren schöpferischen Potenziale zu leben.

So kam es dazu, dass ich mein wahres Ziel zu erforschen begann. Ich fragte meine Körperweisheit, was zu tun sei, welche Schritte ich unternehmen sollte, um meine Biologie auf Verjüngung, Regeneration und Strahlkraft umzuprogrammieren. Ich begab mich auf schamanische Reisen, zu den Naturgeistern, zu meinen Ahnen ... ich holte von überall Botschaften ein. Ich erhielt innere Geschenke, die ich nach und nach in mein äußeres Leben zu integrieren begann.

Ich reiste mental auch zu meinem Körper und fragte ihn sowohl nach einer für ihn optimalen Ernährung als auch nach körperlichen Aktivitäten, die mich bei einer Verjüngung und ganzheitlichen Erneuerung unterstützen würden. Durch diese intensive Kommunikation mit meiner Körperweisheit, mit meinem Geist, meiner Seele und meiner inneren Welt habe ich nach und nach das Programm in diesem Buch ausgearbeitet. Viele neue Wege und Möglichkeiten eröffneten sich mir, und ich wurde dabei von Kräften des Universums unterstützt, die ich mir nicht hätte träumen lassen. So wird es auch dir ergehen, wenn du dich auf deine eigene innere Weisheit einlässt und ihre Geschenke annimmst.

Hier sollte ich erwähnen, dass ich hellsichtig bin – oder sollte man es in meinem Fall als hellfühlend bezeichnen? Auf jeden Fall muss ich eine Sache zuerst fühlen, und erst dann stellt sich auch das Sehen ein. Daher kann ich einen Menschen, ein Objekt oder auch ein Ereignis auf eine energetische Art und Weise wahrnehmen. Ich kann Auren, Chakren, Energiebahnen, Körperzellen und einzelne Organe fühlen und sehen. Ich sehe auch jene Felder, die ich für mich Zukunftsfelder nenne. Das sind, wie auch das kollektive Bewusstseinsfeld, Energiestrukturen, die uns Menschen begleiten. Mit dem entscheidenden Unterschied, dass sie sich verändern, je nachdem, wie der Mensch sich verändert. Eben auch deshalb nenne ich sie »Zukunftsfelder«.

Bei manchen Menschen stelle ich fest, dass sie nur sehr kleine oder gar keine Zukunftsfelder besitzen. Das sind die »verlorenen« Menschen, die sich selbst aufgegeben haben, die tief in einer stark empfundenen Opferrolle versunken sind und womöglich gar keine Freude mehr am Leben haben. Man kann dann sagen, dass sie keine Zukunft haben, weil sie – im seelisch-spirituellen Sinne – bereits tot sind. Meine Großmutter-Schamanin bezeichnete sie deshalb als »lebende Tote«. Sie sind wie Roboter, die aus lebendigem Fleisch bestehen. Bei diesen Menschen sind Qualitäten wie Individualität, eigener Wille und sogar tiefe innere Wünsche so stark unterdrückt, dass sie gar nicht mehr sie selbst sind und im Grunde auch nicht mehr wissen, was sie tun. Es erfüllt mich mit großer Traurigkeit, wenn ich auf solche Menschen treffe, vor allem auch, weil ein solcher Zustand keine Seltenheit ist.

Des Öfteren, wenn ich meine Lebenspraxis der Verjüngung erwähne, stoße ich auf Skepsis. Aber wenn ich stattdessen das

Wort »Gesundheit« verwende, werden plötzlich viele Menschen wach und fragen nach Einzelheiten. Nur: Für mich selbst gehören die Begriffe »jung« und »gesund« untrennbar zusammen. Denn das, was wir Altwerden nennen, ist in Wirklichkeit eine Krankheit, die unseren ganzen Planeten befallen hat.

Ein wahrhaft gesunder Mensch ist jung und wirkt auch so, egal wie alt er laut Pass ist. Das ist ein Mensch, der heil und ganz ist. Er hat eine weite, starke Aura, ist mit seinem tiefsten Inneren verbunden und seiner selbst bewusst.

Die Zukunftsfelder, also diejenigen energetischen Verknüpfungen in uns, die uns weiterhelfen auf unserem Weg, die uns aufwachen lassen und in unsere Schöpferkraft kommen lassen, können bewusst aufgebaut und neu angelegt werden. Das ist ja gerade ihre Natur und ihr eigentlicher Sinn und Zweck. Ich sehe, wie das täglich bei meinen persönlichen Klienten und in meinen Seminaren geschieht. Und ich sehe die enormen Veränderungen bei meinem Mann, bei meiner Mutter und bei mir selbst. Wenn ein Mensch sich dazu ermächtigt, gesund und glücklich zu sein, wird er sich auch heilen und verjüngen.

Meiner Ansicht nach stehen die persönlichen Zukunftsfelder jeder einzelnen Person auf der Welt mit dem kollektiven Bewusstseinsfeld im Austausch. Alles ist miteinander verbunden und fließt ineinander. So kann jeder durch seine persönliche Veränderung das Ganze verändern – auch das kollektive Bewusstseinsfeld.

Dein Zukunftsfeld ist durch deine Erfahrungen und Erwartungen geprägt. Es verbindet sich mit den Feldern anderer Menschen, sobald diese in derselben Frequenz schwingen. Dadurch bereiten uns unsere Zukunftsfelder genau die Zukunft vor, die wir erwarten. Sie erschaffen uns genau die Realität, die wir bereits jetzt in uns tragen.

Immer wenn sich Menschen aus überkommenen, begrenzenden Überzeugungen und Vorstellungen, die aus den kollektiven Feldern stammen, befreien und sich in neue und gesunde Zukunftsfelder einklicken, wird auch an einer besseren Zukunft der Menschheit gearbeitet. Und was du selbst dazu beisteuern kannst, ist deine eigene Verjüngung.

Jetzt solltest du mit der nachfolgenden Übung »Verbindung mit dem neuen Zukunftsfeld« weitermachen:

MEDITATIONSÜBUNG: VERBINDUNG MIT DEM NEUEN ZUKUNFTSFELD

Diese Übung hilft dir dabei, deine Überzeugungen und Vorstellungen, die du aus den kollektiven Feldern schöpfst, zu befreien und dich in freie kollektive Felder einzuklicken, um in der Lage zu sein, deine Zukunft neu zu schreiben. Das ist der erste Schritt, um sich zu verjüngen.

Du kannst diese Übung im Sitzen oder im Liegen ausführen.

Zentriere dich, indem du deine Aufmerksamkeit auf deinen Körper und deinen Atem lenkst. Spüre deine Füße fest im Boden verankert und nimm wahr, wie die Erde dich trägt.

Fühle, wie du mit deinem höheren Selbst verbunden bist.

Nun lausche in deinen Körper hinein und schau dir die Welt an, die sich dort verbirgt: deine innere Welt.

Frage dich: Wie bin ich mit dem kollektiven Bewusstseinsfeld verbunden, das bestimmt, dass mein Körper im Laufe der Jahre schlaff, runzlig und kränklich werden muss? Wie bin ich mit dem Zukunftsfeld verbunden, in dem es Bilder von vergesslichen, kraftlosen und bedürftigen alten Menschen gibt und wir diesem Schicksal unausweichlich entgegenstreben? Spüre in dich hinein und nimm wahr, wo du damit verbunden bist. Welcher Teil deines Körpers, welches Chakra oder welches Organ ist bei dir mit diesem Zukunftsfeld verbunden? Wie sieht diese Verbindung aus? Wie fühlt sie sich an?

Nimm das alles in dir wahr, ohne etwas zu beurteilen, ohne es zu verändern. Erkenne einfach, dass diese Verbindung ein Teil deines Ichs, ein Teil deines Lebens ist. Erkenne, dass die meisten Menschen in diesem kollektiven Bewusstsein leben.

Nun sammle die Kraft deines gegenwärtigen Geistes und entscheide dich jetzt, aus diesem überholten kollektiven Bewusstseinsfeld auszusteigen. Entscheide dich, deine Verbindung zu diesem Feld zu trennen.

Tu es JETZT, in diesem Moment!

Vielleicht siehst du innerlich oder nimmst es körperlich wahr, wie du die Verbindung wie einen Stecker aus dem Feld herausziehst. Möglicherweise fühlst du, wie es in deinem Körper zu kribbeln beginnt, während die Verbindung gelöst wird.

Fühle es, fühle diesen Moment der Loslösung. Nimm wahr, wie deine Körperzellen darauf reagieren.

Nun befindest du dich im Zwischenraum, im sogenannten Nullfeld. Hier kannst du dich neu sammeln und neu ausrichten. Dies ist der Raum der reinen Intelligenz. Es ist das Bewusstsein der Schöpfung, der Ursprung allen Seins. Aus diesem Zwischenraum kannst du dich neu erschaffen und dein Leben auf eine frische und lebendige Art neu gestalten.

Jetzt lege ein neues Selbstbild von deinem Körper in diesem Zwischenraum ab: ein Bild, auf welchem du gesund, jung und strahlend schön bist. Ein Bild, das mit Liebe und Anerkennung dir selbst gegenüber aufgeladen ist. Ein Bild, durch das du dich mit dir selbst verbunden fühlst – und auch mit dem göttlichen Teil in dir und in allem, was ist. Nimm dieses Bild mit all deinen Sinnen wahr und verbinde dich damit. Atme es in dich hinein: Atme dein neues Selbstbild in alle deine Zellen und lege es noch einmal bewusst in diesem Zwischenraum ab.

Jetzt erscheint ein neues Feld – unmittelbar vor dir. Es ist eine höhere Bewusstseinsstufe, eine höhere Dimension, in der wir gesund, vital und glücklich sind und auch so aussehen.

Entscheide dich, dich mit diesem Zukunftsfeld zu verbinden und spüre, welcher Teil deines Körpers, welches Chakra oder

Organ dazu bereit ist. Lausche in dich hinein und nimm es wahr.
Schicke deine Absicht an deinen Körper und an das Universum und sprich mir nach: »Mit der Kraft meines gegenwärtigen Bewusstseins verbinde ich mich – jetzt in diesem Moment – mit einer neuen Schwingung und erlaube meinem Körper und meinem Geist, sich vollständig zu transformieren. Ich erlaube meinem Körper und meinem Geist, zu seinem natürlichen Zustand vollkommener innerer und äußerer Harmonie zurückzukehren. Ich erlaube meinem Körper und meinem Geist, vollkommene Gesundheit und Schönheit zu manifestieren und auszustrahlen.«
Lade nun alle Zellen deines Körpers ein, diese Verbindung zu verankern, sodass diese deinen gesamten Körper in seiner natürlichen Schönheit erstrahlen lassen kann. Sieh dich innerlich in diesem neuen Körper und spüre mit jeder Faser deines Wesens, wie sich das für dich anfühlt. Möglicherweise kannst du sogar spüren, wie es in deinem Körper zu kribbeln beginnt und dein inneres Bild bereits Gestalt annimmt.
Du bist jetzt mit diesem neuen Zukunftsfeld verbunden! Spüre noch einmal in dich hinein, wie sich das anfühlt.
Du hast dich gerade entschieden, in einem jungen, gesunden und vitalen Körper zu leben. Du hast dich entschieden, die Verantwortung für deinen Körper und dein Leben zu übernehmen und deine Realität nach deinem inneren Bild zu gestalten. Du bist jetzt die wahre Schöpferin/der wahre Schöpfer deiner Welt! Nimm wahr, welche Möglichkeiten dir jetzt offenstehen!
Je mehr Menschen sich entscheiden, sich mit dieser höheren Bewusstseinsstufe zu verbinden, desto stärker und präsenter wird sich das Feld auf uns alle auswirken.
Ich danke dir dafür.

Es genügt, diese Meditation ein- bis dreimal durchzuführen, um die entsprechende Information in deinen Zellen zu ver-

ankern. Entscheidend ist nur, dass du die Verbindung so intensiv wie möglich in dir selbst erlebst, sodass dein ganzes System das neue Wissen in sich abspeichert und es als dein neues Lebensmuster ansieht.
Wenn du aber kein großer Fan von geführten Meditationen und lieber selbst aktiv bist, dann kannst du auf eine andere Variante zurückgreifen, dich aus dem alten Bewusstseinsfeld zu lösen und in das neue Bewusstsein zu wechseln: Du kannst ein Aufstellungsritual durchführen. Dieses Ritual kannst du für dich allein oder in einer Gruppe durchführen, was allen Teilnehmern noch mehr Energie verleiht, weil die Gruppendynamik enorm verstärkend wirkt. Es kann zu einem sehr tiefen Erlebnis werden.

Aufstellungsritual: Der Wechsel in ein neues Bewusstsein

Nimm zwei DIN-A4-Blätter und schreibe auf das eine »Altes Bewusstseinsfeld« und auf das andere »Neues Bewusstseinsfeld«. Du kannst dazu auch verschiedene Farbstifte benutzen und die Blätter dazu mit Symbolen oder Ornamenten bemalen. Einfach so, wie es für dich stimmig ist.
Lege das erste Blatt auf den Boden und stelle dich darauf. Verbinde dich mental damit und fühle dich hinein. Sei dir ganz bewusst, dass du dich hier in dem alten Bewusstseinsfeld befindest, in dem es heißt, dass dein Körper mit der Zeit alt, steif, krank und schrumpelig wird. Mach es dir weiter bewusst. Nun fühle in dich selbst hinein: Durch welchen Körperteil, welches Chakra oder Organ bist du an dieses kollektive Bewusstseinsfeld gebunden? Sieh und empfinde: Wie stark ist die Verbindung, wie sieht sie aus, wie fühlt sie sich an?
Nimm wahr, welche Menschen sich hier, in diesem Feld, in deiner Nähe befinden. Welche Gedanken herrschen hier? Gibt es irgendwelche Schutzgeister, spezielle Wesenheiten? Nimm das alles wahr, dann sage »Ja« dazu und nimm es an, wie es

ist. Es war bisher so, und du warst damit einverstanden, auch wenn es dir nicht wirklich bewusst war.
Jetzt aber entscheide dich für ein neues Leben. Entscheide dich dafür, aus diesem Feld auszusteigen.
Nun sammle dich, bereite dich vor: Und dann, wenn du bereit bist, mache einen Schritt nach vorn.
Du hast es getan, du hast dich gelöst! Fühle diese Befreiung. Fühle den Körperteil, der mit dem alten Bewusstsein verbunden war, und schau, ob er etwas braucht. Vielleicht ist es deine Zuwendung oder dein Dank. Gib diesem Teil deines Körpers all das, was er benötigt, in Form von Farbe, Symbol oder Gefühl (siehe Übersicht ab Seite 217). Tu das so lange, bis du dich gut fühlst.
Du bist jetzt in einem Nullfeld, in einem Zwischenraum. Dies ist der Raum der reinen Intelligenz. Es ist das Bewusstsein der Schöpfung, der Ursprung allen Seins.
Aus diesem Zwischenraum heraus kannst du dich neu erschaffen und dein Leben auf eine frische und lebendige Art neu gestalten. Werde dir über deine Absichten klar.
Fühle: Wie geht es dir jetzt?
Als Nächstes bereitest du dich vor, in das neue Bewusstsein zu gehen.
Falte das alte Blatt Papier zusammen, du kannst es vielleicht später verbrennen, wenn dies für dich stimmig ist. Lege das andere Blatt Papier auf den Boden, auf dem steht: »Neues Bewusstseinsfeld«. Schau es dir an. Mit deiner Entscheidung und mit einem Schritt kannst du in das höhere Bewusstsein eingehen und damit dein Leben auf positive Weise verändern.
Tu es jetzt!
Stelle dich auf das Blatt Papier, das das neue Bewusstseinsfeld symbolisiert. Fühle es!
Nimm auch wahr, welcher Körperteil, welches Organ oder Chakra bereit ist, sich mit diesem höheren Feld zu verbinden. Lass die Verbindung zu, entscheide dich dafür. Fühle, wie die

Kraft deiner Entscheidung dich in das höhere Bewusstseinsfeld verwebt.
Nimm wahr, was für Menschen sich hier neben dir befinden. Welche Gedanken und Gefühle herrschen hier? Gibt es hier Schutzgeister und spezielle Wesenheiten?
Begrüße das alles und dann gratuliere dir selbst zu diesem Schritt. Nimm wahr, wie es dir dadurch geht.

Meine Erfahrungen aus der Praxis: sich selbst annehmen

Auf einem Seminar zur Verjüngung, bei dem ich diese Übung mit meinen Teilnehmern durchführte, waren alle damit einverstanden, aus dem alten Bewusstsein auszusteigen. Alle wollten es freudig und enthusiastisch tun, nur eine einzige Teilnehmerin war gar nicht dazu bereit. Sie verspürte körperliche Schmerzen und hatte einen großen Widerstand in sich.
Ich bat die anderen Teilnehmer, sich selbst zu fragen: Was kann ich für mich tun, damit diese Frau sich von dem alten Feld lösen kann? Die Formulierung war: »Was kann ich für mich tun?« Nicht für sie, sondern für mich! Weil wir ja davon ausgehen, dass wir alle durch kollektive Bewusstseinsfelder miteinander verbunden sind und alles, was uns begegnet, ein Spiegelbild unserer selbst und unserer inneren Welt ist, schauen wir eigentlich immer auch nach innen, auf uns selbst.
Es war sehr interessant, das zu erleben, weil plötzlich jeder etwas in sich fand, was ihn noch in dem alten Feld hielt. Bei einer Teilnehmerin waren es die geliebten Menschen, die auch mit in das höhere Bewusstsein gehen wollten. So versprach sie, diese Menschen mitzunehmen, und später tat sie das auch.
Eine andere sah ein Bild vor ihrem inneren Auge, in dem ein Kind auf dem Boden lag und weinte. Sie nahm das Kind,

drückte es an sich, und das Kind verwandelte sich in ein außerirdisches Wesen, das sagte: »Öffne dich für das Unerwartete!«
Der nächste Teilnehmer musste tief atmen und einen Ton in sich finden, um sich bewusst zu sammeln.
Ich selbst fühlte eine Ungeduld, weil die Frau es sich einfach nicht erlaubte, diesen Schritt zu tun. Doch erkannte ich, dass es in Ordnung war, so, wie es war. Und in diesem Moment konnte ich diese Frau so annehmen, wie sie war.
Deshalb sagte ich zu mir selbst: »Ich nehme mich selbst so an, wie ich bin. Auch wenn ich zögere und mir etwas nicht erlaube, nehme ich mich in Liebe an.« Das hat sich sehr gut angefühlt. Und nachdem wir uns alle gegenseitig mitgeteilt hatten, was wir fühlten und erlebten, machte auch die Frau einen Schritt nach vorn. Es war ein bewegendes Erlebnis für uns alle. Wir fühlten uns danach großartig, wie in einem Himmel, den wir uns gerade selbst erschaffen hatten. Wir hatten ein neues Bewusstseinsfeld in uns und für uns erschaffen, in dem alles angenommen und dadurch geheilt werden konnte.
Wenn wir uns für neue Energien entscheiden, werden die himmlischen Kräfte aktiv und unterstützen uns dabei: Sie schicken Schutzwesen an unsere Seite, die uns begleiten. Und wenn wir uns für die heilere Welt in uns entscheiden, lassen wir die Kraft dieser Entscheidung auch in unsere Vergangenheit, also zu unseren Ahnen, fließen und auch in unsere Zukunft, zu unseren Kindern oder zukünftigen Kindern. So werden nicht nur wir, sondern auch unsere Ahnen und unsere Kinder geheilt (mehr dazu im Kapitel: »Die Kraft der Ahnen als Schlüssel zur Unsterblichkeit«, ab Seite 90).
Gratuliere, du hast die ersten Schritte auf dem Weg deiner Verjüngung getan! Du bist aus den alten Überzeugungen ausgestiegen, hast dein altes Glaubenssystem verändert und deine Zellen auf dauerhafte Jugend umprogrammiert.

NEUGEBURT

Jetzt gehen wir noch tiefer: Wir verändern die Informationen unserer Zellen sowie unseren energetischen Körper und fangen bei unserer Zeugung an. Wir legen also praktisch das Leben in uns neu an, programmieren es bereits vor der Zeit der Geburt um. Das ist wahrlich ein Neuanfang. Das ist die Phase drei, die Selbstermächtigung, und die Phase vier, die bewusste aktive Umkehrung der Zellstrukturen.

Wir haben jederzeit eine Chance zum Neuanfang, wir müssen uns lediglich dafür entscheiden. Am besten gelingt das, wenn wir dafür einen besonderen Tag aussuchen oder einfach einen Tag bewusst dafür gestalten und beispielsweise ein schönes Übergangsritual für einen neuen Lebensabschnitt durchführen. Wie ein solches Ritual aussieht und wie lange man sich dafür Zeit nimmt, ist individuell verschieden. Auf jeden Fall kann solch ein Tag uns darin unterstützen, unser Leben neu, auf eine frische und vollkommene Art zu erschaffen. Ein Leben, in dem wir Schöpfer unseres Seins und unseres Körpers sein können.

Für mich war es der Tag, an dem ich beschloss, nicht mehr zu altern und so lange zu leben, wie ich Lust dazu habe. Ich entschied, mich nicht auf ein bestimmtes Alter zu begrenzen, sondern mich zu öffnen und einfach zuzulassen, was für mich alles möglich ist. Ob 80 Jahre oder mehr – Hauptsache, man lebt, statt einfach nur zu existieren. Denn das wirkliche Leben sieht leider für viele so aus, dass der Mensch seine besten Jahren verbraucht, um zu arbeiten, Kinder großzuziehen, viele Pflichten und Lasten zu tragen, um am Ende in die Rente gehen zu können und seinen Ruhestand genießen zu dürfen. Das Beispiel vieler älterer Menschen zeigt uns jedoch, dass sie dann gar nicht mehr in der Lage sind, das Leben in vollen Zügen zu genießen, sondern sich nun um ihren kaputten Körper kümmern müssen. Also ist es nicht

wirklich ein Leben gewesen, das sie lebten – sondern nur ein Überleben.
Lebensverlängerung hat nur dann einen Sinn, wenn der Körper tatsächlich lebendig bleibt und es uns Freude bereitet, in ihm zu leben, in ihm auch lange zu verweilen.
Wir sind ewige Wesen, und wir können diese Ewigkeit auch in unseren Körpern leben, solange wir es genießen können. Wir können uns neue Lebensbedingungen erschaffen, indem wir unsere Körper heilen und wie Phönix aus der Asche auferstehen. Das ist eine wahrhaftige Neugeburt!
Eine Geburt gehört zu jedem neuen Leben, aber auch eine Zeugung. Der Moment, in dem zwei Kräfte, die männliche und die weibliche, ein neues Leben erschaffen.
Meiner Meinung nach sind die Art und Weise sowie die Umstände der Zeugung leider die Ursache vieler Probleme im späteren Leben eines Menschen. So lade ich dich ein, deine Zeugung und deine Geburt noch einmal zu erleben und in Harmonie mit deinem inneren göttlichen Wesen und mit dem Universum neu zu gestalten. Unser Gehirn unterscheidet nicht zwischen einer wirklich erlebten und einer imaginären Situation. Wenn eine Situation sehr intensiv empfunden wird, wird sie in dein Unterbewusstsein als »real« eingespeichert. Diesen Mechanismus unseres Körpers werden wir nutzen, um unsere Zellinformationen und Verhaltensmuster umzuprogrammieren.
Diese Übungen halte ich für die stärksten und wirkungsvollsten Heilverfahren, die ich in meiner Praxis anwende und in meinen Kursen vermittle. Deshalb freue ich mich sehr, sie auf diesem Wege auch an dich weiterzugeben.
Bei der Zeugungsübung wird durch die Heilung, die wir von unseren Eltern erfahren, unsere DNA gewissermaßen neu geschrieben. Diese Übung hat einen starken heilsamen Effekt auf unser gesamtes Energie-Körper-System. Sie entspannt, regeneriert, macht glücklich und offenherzig, was wiederum sehr verjüngend wirkt. Ein erwünschter Neben-

effekt ist die positive Veränderung des Sexualverhaltens und der Körperempfindungen. Unser Unterbewusstsein greift im Bereich der Sexualität immer auf das Modell unserer Eltern zurück, weil dies das Modell ist, in das wir hineingeboren wurden. Deshalb besteht im Unterbewusstsein die Tendenz, unser Sexualleben so zu gestalten, dass es dem Modell unserer Eltern angepasst wird. Durch die Zeugungsübung entsteht ein neues Modell, das in Liebe und Freude verwurzelt ist.

Bei der Zeugungsübung geht es darum, dass wir die Gefühle unserer Eltern anschauen. Zuerst lassen wir unseren Geist in unsere Mutter fließen und fühlen und empfinden all das, was unsere Mutter bei diesem besonderen Akt empfunden hat. Wenn wir körperliche und seelische Unstimmigkeit wahrnehmen, heilen wir diese. Das heißt, wir geben unserer Mutter all das, was sie braucht, was ihr aber damals fehlte, so lange, bis es sich gut und stimmig in uns anfühlt. Danach machen wir dies auch mit unserem Vater. Und zum Schluss segnen wir diesen heiligen Akt unserer Zeugung und lassen auch den Segen des Universums mit hineinfließen.

Es kann sein, dass du dich an dieser Stelle fragst, ob du dazu berechtigt bist, deinen Geist in deine Mutter und in deinen Vater fließen zu lassen.

Sei gewiss: Wir sind alle eins, wir sind immer miteinander verbunden. Wenn zwei Menschen ein neues Leben erschaffen, ist auch die Seele des zukünftigen Kindes dabei. Die Seele des Kindes fühlt all das, was die Eltern fühlen, es gibt keine Grenzen, alles ist eine Einheit. Lass dich darauf ein, und du wirst diese Einheit erleben, dich damit verbinden – mit dir selbst und dadurch auch mit deinen Ahnen.

Lies die Anleitung zur nächsten Übung mehrere Male gut durch, bis du sie verinnerlicht hast, nimm sie auf Tonträger auf oder lass dich von deiner Freundin, deinem Freund oder Partner führen.

MEDITATIONSÜBUNG: DIE ZEUGUNG

Lass dich von deinem Bewusstsein in die Zeit deiner Zeugung tragen. Lass dich dahinfließen in den Teil deines Unterbewusstseins, in den Moment, in dem du gerade von deinen Eltern gezeugt wirst. Du sitzt sozusagen auf der Fensterbank, ganz erwartungsvoll, ganz neugierig und erlebst deine Entstehung als Mensch.

So nimm es wahr. Wie fühlt es sich für dich an, wie fühlt es sich für deine Eltern an?

Lass deinen Geist nun zu deiner Mutter fließen, werde selbst zu deiner Mutter und fühle all das, was deine Mutter bei diesem heiligen Akt deiner Zeugung gefühlt hat. Geht es ihr gut, fühlt sie sich wohl? Nimm es wahr!

Ist sie freudig erregt oder fühlt sie sich eher unwohl? Ist sie geistig präsent?

Hier geht es nicht darum, etwas auszuschmücken oder zu »verbessern«, sondern darum, das anzunehmen, was ist. Fühle es und nimm es an! Erlaube allem, so zu sein, wie es ist. Sage: »Ja«. Sieh es dir an. Sage: »Ich sehe es!«

Wie fühlt es sich an, wenn es gesehen wird, wenn es angenommen wird, wenn alles da sein darf?

Nun frage dich: Was fehlt deiner Mutter, was braucht sie, um heil und ganz zu sein? Dann gib ihr all das, was sie braucht. Ob Farben, Gefühle, liebevolle Worte (siehe Übersicht ab Seite 217) – gib ihr all das, indem du es dir selbst gibst. Atme die Farben ein, werde selbst zu den Farben, fühle die Gefühle, sprich die heilenden Worte …

Empfinde, wie es fließt und sich mit dir und mit dem System deiner Mutter verbindet.

Tu das so lange, bis es gut ist, ganz ist, vollkommen ist.

Wenn deine Mutter sich wohl und geborgen fühlt, lass deinen Geist nun zu deinem Vater fließen, werde selbst zu deinem Vater und fühle all das, was er bei diesem heiligen Akt deiner Zeugung gefühlt hat. Geht es ihm gut, fühlt er sich wohl? Nimm es wahr!

Auch hier geht es um Annahme dessen, was ist. Fühle es – und nimm es an! Erlaube allem, zu sein. Sage »Ja«. Sieh es dir an. Sage: »Ich sehe es!«
Wie fühlt es sich an, wenn es gesehen wird, wenn es angenommen wird, wenn alles da sein darf?
Nun empfinde, was deinem Vater fehlt. Was braucht er, um heil und verbunden zu sein? Danach gib ihm das, was er benötigt, was ihm fehlt. Vielleicht sind es Farben, Gefühle, liebevolle Worte ... Stelle es dem System deines Vaters zur Verfügung, indem du es dir selbst zur Verfügung stellst. Empfinde, wie es strömt und sich mit dir und mit dem System deines Vaters verbindet.
Mach das so lange, bis es gut ist, stimmig ist, ganz ist.
Dann nimm wahr, ob es beiden Eltern jetzt gut geht. Ob sie sich jetzt gegenseitig erkennen und lieben. Sie zeugen gerade ein Kind. Spüre, was das mit ihnen macht. Sind sie beide bei der Sache, fühlen sie sich dabei glücklich? Wenn nicht, frage dich: Was fehlt ihnen? Möglicherweise ist es ein Gefühl, vielleicht Liebe oder Dankbarkeit. Oder es fehlt ihnen an Sicherheit im Leben. Dann stelle dir vor, wie du gerade dieses Gefühl in dich einatmest und es jetzt in dir zu fühlen beginnst. Du gibst dir das, was du von deinen Eltern zur damaligen Zeit nicht bekommen konntest. Nun gibst du es dir selbst, und durch dich fließt es auch zu deinen Eltern. Du nimmst dabei wahr, wie es deinen Eltern dadurch geht: Fühlen sie sich jetzt wohl, fließt jetzt die Liebe, freuen sie sich auf das Kind, das gerade durch ihre Liebe entsteht?
Es ist ein machtvoller, heiliger Akt, es ist deine eigene Zeugung. Deshalb segne jetzt diesen Akt! Sage: »Ich segne es! Ich segne meine Mutter, ich segne meinen Vater und ich segne mich selbst!«
Fühle, wie dieser Segen in dich, in deinen Körper, in dein Leben hineinfließt, atme ihn ein, verwebe dich und deine Welt damit. Und nimm wahr, wie das ganze Universum dadurch lebendiger wird, wie alles um dich herum sich freut und dich

ebenfalls segnet. Lass ihn in dich hineinströmen, den Segen des Universums. Du bist gesegnet! Der heilige Akt deiner Zeugung ist gesegnet, deine Eltern sind gesegnet.
Fühle es!
Und fühle auch, welche Möglichkeiten sich dir dadurch eröffnen! Wie wird dein Leben danach aussehen, wie wird das Kind, das du bist, sich nun entfalten? Fühle es und lass es ganz bewusst in dein System hineinschwingen.
Heiße dich selbst willkommen!

Diese Übung kann wirklich sehr viel bewirken! Deine Zellinformationen werden neu strukturiert und die DNA quasi umgeschrieben. Du bist ab jetzt ein gesegnetes Wunschkind, gezeugt in gegenseitigem Respekt und Liebe. Das ist eine starke Basis für jedes Leben.

Ein Beispiel für eine tiefe Heilung

Einer meiner Klienten meinte, als er sich die Gefühle seiner Mutter angeschaut hatte, dass es kein Wunder sei, dass er immer solche Schuldgefühle ihr gegenüber gehabt habe. Er erkannte, dass seine Mutter sich bei seiner Zeugung sehr beschämt und erniedrigt gefühlt hatte. Daraufhin gab er seiner Mutter das, was ihr fehlte: Zuversicht, Freude an ihrem Körper und Selbstliebe. Er fühlte, wie sie dies zu einer Ganzheit führte, ihn selbst aufrichtete und für das Wunder des Lebens öffnete.
Als er die Gefühle seines Vaters anschaute, erkannte er, wie wichtig dieser Akt der Zeugung für seinen Vater gewesen war. Wie er mit ganzem Herzen und all seiner Liebe dabei war, wie zärtlich er zu seiner Frau und wie glückselig er bei diesem heiligen Akt der Zeugung war. Das alles beflügelte den Sohn sehr. Und indem er dies alles in sich aufnahm, verwob es sich mit seinem System, und er erlebte sich selbst auf ganz neue, vollkommene, göttliche Art.

Eine Frau erzählte, dass sie so etwas wie einen Lebensüberblick über das Leben ihres Vaters erhielt, als sie sich mit dessen Gefühlen verband. »Jetzt kann ich ihn verstehen«, sagte sie. »Ich weiß, warum er nicht für mich und für meine Mutter da sein konnte. Endlich kann ich ihm vergeben und ihn so annehmen, wie er ist.« Das war für diese Frau eine tiefe Heilung.

Tipp: Massiere deine Ohren. Das menschliche Ohr hat eine ähnliche Form wie ein Embryo. Immer wenn wir unsere Ohren massieren, massieren wir unser inneres Kind.

Meditationsübung: Die Geburt

Ganz gleich, wie deine Geburt war, wie schmerzhaft und dramatisch sie verlief, wie verletzt oder einsam du dich danach erlebt haben magst: Diese Informationen gehören ab jetzt einer anderen Wirklichkeit an. In deiner neuen Wirklichkeit bist du ein glückliches Kind, das seine Geburt bewusst und in voller Liebe und Verbundenheit erschaffen und erlebt hat. Durch diese Übung programmierst du deine Zellinformationen auf eine glückliche Ankunft in deinem Leben um. Ein Ankommen im Einklang mit deinem göttlichen Wesen und mit dem ganzen Universum. Du entscheidest dich bewusst zu 100 Prozent für dich selbst und für dein Leben. Erst wenn du dein Leben mit 100 Prozent innerer Bereitschaft betrittst und es komplett annimmst, erst dann bist du der wahre Schöpfer deiner Welt und deiner Wirklichkeit. Das ist eine Selbstermächtigung, die dich auf eine höhere Stufe deines Bewusstseins katapultieren wird.
Schaffe dir eine ruhige Atmosphäre. Lies die Anleitung zur nächsten Übung mehrere Male gut durch, bis du sie verinnerlicht hast, nimm sie auf Tonträger auf oder lass dich von Freund, Freundin oder deinem Partner führen.

MEDITATIONSÜBUNG: GEBURT

Durch diese Übung programmierst du deine Zellinformationen auf glückliches, hundertprozentiges Ankommen in dein Leben um. Du entscheidest dich bewusst für dich selbst und für dein Leben. Du ermächtigst dich, ein wahrer Schöpfer deiner Welt und deiner Wirklichkeit zu sein.

Setze oder lege dich dafür bequem hin und schließe deine Augen.

Lass dich nun von deinem Bewusstsein in die Zeit kurz vor deiner Geburt tragen. Lass dich mit deinem Atem dahintreiben in den Teil deines Unterbewusstseins, wo du kurz vor deiner Geburt bist und dich noch im Bauch deiner Mutter befindest.

Fühle, wie es dir dort geht. Höre den Herzschlag deiner Mutter und ihren Atem. Fühle, wie ihr Blut durch deinen Körper strömt und pulsiert. Noch seid ihr körperlich verbunden, aber es ist an der Zeit, dass du dich auf den Weg in dein eigenes Leben aufmachst.

Bitte deinen Schutzengel, zu dir zu kommen und dich in dein Leben zu begleiten. Dann sprich: »Möge meine Geburt jetzt auf eine göttliche, vollkommene Weise stattfinden! Und möge sie mich und meine Mutter auf eine höhere Stufe der Lebensfreude erheben!«

Sieh, wie das kosmische Licht aus der höchsten Quelle kommend in dich hineinströmt und den Tunnel zu deiner Welt erleuchtet, den Geburtskanal. Das ist der Weg zu deinem wahren Leben. Fühle in dich hinein und frage dich, ob du zu 100 Prozent bereit bist, dein Leben anzunehmen und dich selbst zu leben.

Falls du das Gefühl hast, nicht ganz bereit für dein Leben zu sein, dann frage dich, was dir fehlt: Was brauchst du, um dein Leben und dich selbst zu 100 Prozent anzunehmen? Möglicherweise ist es Liebe, Wärme, Halt, Mut? Oder etwas anderes?

Gib dir selbst all das, was du für dein Leben brauchst. Dazu kannst du dich zuerst einmal fragen: Welche Farbe hat Liebe,

Wärme oder das, was du benötigst? Wie sieht es aus? Wie fühlt es sich an?
Dann gibst du dir das, was du brauchst. Du visualisierst, atmest, verbindest dich damit und spürst das Gefühl. Versorge dich mit allem, was du brauchst, und empfange es von dir selbst. Lass es in dein System fließen, stelle es dir in deinem Leben zur Verfügung.
Fühle, wie es dir dadurch geht.
Dann sammle die Kraft deines gegenwärtigen Geistes und fühle, was du von deinem Leben erhoffst. Bündle in dir all das, was du in deinem Leben erleben möchtest. Welche Farben sind es, welche Emotionen? Welche Gaben und Geschenke möchtest du deinem Leben schenken? Verbinde dich damit, atme es in dich hinein und werde selbst zu dem, was du dir wünschst. Entscheide dich zu 100 Prozent, dein Leben anzunehmen und zu 100 Prozent, dein Leben zu leben.
Nun beginnst du, den Geburtskanal zu durchschreiten: sanft, bedächtig und verbunden. Dein Engel ist bei dir und begleitet dich. Nimm wahr, wie du mit jedem Atemzug näher und näher an das Tor zu deinem Leben kommst.
Jetzt bist du da und stehst vor dem Tor. Nimm diesen Moment wahr. Fühle, wie auch deine Mutter in diesem Moment ihr Becken öffnet, bereit, dich in dein Leben und aus ihrem Leib zu entlassen. Fühle, wie dies deinen Körper mit freudiger Erwartung erfüllt.
Dann schreite durch das Tor in dein Leben hinein.
JETZT!
Und nun wirst du empfangen, von dir selbst. Du empfängst das Kind, das du selbst bist und das gerade geboren ist, und nimmst es in deine Arme.
Umarme das Kind, drücke es an dich und sage: »Willkommen im Leben, mein Schatz, ich habe so lange auf dich gewartet! Ich werde immer für dich da sein, ich werde dich beschützen und für dich sorgen, weil ich dich liebe und du mir sehr wichtig bist!«

Fühle, wie es dabei dir und dem Baby geht. Spüre, wie in diesem Moment du und das Baby von deinem Schutzengel umarmt werdet.
Und schau, wie deine Mutter, die dich empfangen und ausgetragen hat, sich über deine Geburt freut und dich in Liebe annimmt und segnet.
Segne auch du deine Mutter, das Kind und das Leben, das vor dir liegt. Und sieh, wie dadurch alles in einem weiß-goldenen Licht erstrahlt, das jede deiner Zellen erfüllt.
Das ganze Universum freut sich, dass du geboren bist und ruft dir zu: »Willkommen im Leben! Es ist eine große Freude, dass du geboren bist. Du bist sehr wichtig! Du bist wertvoll! Du bist geliebt! Du hast einen Platz im Universum und bist berechtigt, dein Leben zu 100 Prozent zu leben!«
Fühle, wie diese Gewissheit sich jetzt in deinem Körper auswirkt und dich verjüngt und erneuert.
Bedanke dich dafür.

Wie neu geboren

Eine Seminarteilnehmerin schilderte ihr Erlebnis bei dieser Meditationsübung folgendermaßen: »Es war so schön, mich selbst als Kind in meinen Armen zu halten. Ich fühlte, wie ich nach dieser Nähe gehungert hatte, nach dieser bedingungslosen Liebe. Dann habe ich mich selbst gestillt. Es war sehr bewegend und schön, so nah bei mir und für mich da zu sein.«
Auch andere Frauen haben diesem Impuls entsprochen, sich selbst zu stillen, sich also mit Liebe zu nähren.
Bei einer meiner Klientinnen ist eine Zyste in der Brust, die die Größe einer Walnuss hatte, innerhalb einer Woche verschwunden – und zwar nach solch einem Geburtsprozess, in dem sie sich imaginär gestillt hatte.

Tipp: Schreibe dir selbst einen Brief, in dem du schilderst, wie wunderschön deine Geburt war. Erzähle dir selbst, dass du ein Wunschkind warst und deine Eltern dich bewusst und in Liebe empfangen haben. Wenn dich nun jemand nach deiner Kindheit und deiner Geburt fragt, dann erzähle ihm, wie wunderbar dein Leben für dich begann und wie freudig deine Kindheit war. Denn das ist jetzt deine neue Wahrheit, die du in dir erlebt hast. Die alte Version deines Lebens ist nun ungültig, sie stammt aus irgendeinem früheren Leben, an das du dich kaum mehr erinnern kannst.

Ich gratuliere dir! Dein Verjüngungsprogramm ist jetzt aktiviert und läuft bereits auf Hochtouren. Du hast eine neue Dimension deines Lebens erreicht, in der du dein Leben und deinen Körper zu 100 Prozent angenommen hast und nun in Harmonie und Verbundenheit weiter erschaffen kannst.
Vielleicht magst du dir zu diesem Anlass ein schönes Geschenk kaufen, das deine Seele mit Freude erfüllt und dein inneres Kind zum Jubeln bringt. Schließlich ist heute dein neuer Geburtstag!

DER INNERE RAUM DER WANDLUNG

Jetzt geht es weiter mit der Verjüngung, wir arbeiten ganz intensiv an den Phasen zwei und vier. Dabei werden wir uns mit unseren inneren Werten und Einstellungen befassen, uns neue Glaubenssysteme erschaffen, die Zellstrukturen umprogrammieren und die biologische Zeit beziehungsweise unsere innere Uhr zurückdrehen.
Also willkommen im Raum der Wandlung! Das ist ein Raum in unserem Inneren, wo sich unsere zentralen Programme und Werte befinden und ohne unser bewusstes Wissen das Leben beeinflussen. Für unsere Verjüngung ist das von großem Interesse.

Lies den Text zur folgenden Übung aufmerksam durch, bis du sie verinnerlicht hast, oder nimm sie auf. Oder lass dich von deinem Partner oder einer Freundin führen. Am besten gleich jetzt!

ÜBUNG: DEN RAUM DER WANDLUNG WAHRNEHMEN

Lege oder setze dich bequem hin. Nun atme bewusst ein und aus. Spüre deinen Körper und fühle, wie dein Atem nach innen gleitet. Folge deinem Atem. Wohin genau fließt er? Kannst du es spüren? Kannst du den Raum in dir wahrnehmen, wo dein Atem dich hinführt? Folge deinem Atem in den Raum in dir. Als ob du dich dorthin atmen würdest. Und fühle, wie dein Bewusstsein sich dort in dir, in deinem Raum ausbreitet, wie es präsent und gegenwärtig wird.

Willkommen in deinem inneren Raum. Das ist der Raum der Wandlung!

Warst du schon einmal hier, oder bist du zum ersten Mal da?

Nimm deinen Raum der Wandlung mit deiner inneren Sicht wahr. Wie sieht es hier aus? Was befindet sich hier? Was kannst du fühlen, wie reagiert dein Körper darauf, wenn du hier bist?

Ist dein Raum groß, luftig und frei? Gibt es hier eine Art Einrichtung? Hat der Raum Fenster, Türen und vielleicht eine Terrasse und einen Garten? Oder sieht er eher wie eine Landschaft aus?

Betrachte diesen Raum. Dein innerer Raum spiegelt deine äußere Welt – und deine Überzeugungen, Erwartungen und Begrenzungen. Wenn du deinen Raum aufmerksam betrachtest, kannst du möglicherweise dich selbst und dein Leben besser verstehen.

Bist du mit deinem Raum in dir zufrieden? Oder möchtest du hier etwas verändern?

Du darfst es tun! Dies ist dein Raum! Du musst dafür niemanden um Erlaubnis fragen. Du musst nur deine Absicht, deinen

Willen hineinbringen und dich verändern. Sonst wäre es nicht der Raum deiner Wandlung.

Du weißt ja: wie innen, so außen. Und wenn du dich im Inneren veränderst, verändert sich auch deine äußere Realität. Aber bevor du eifrig anfängst, aufzuräumen und umzugestalten, denke darüber nach, dass alles hier eine Bedeutung hat, beseelt ist und wertvolle Aufgaben erfüllt. Sogar Staub und Spinnweben haben dir hier etwas Wichtiges zu sagen. Denn wenn sie da sind, so heißt das, dass sie zu dir gehören und einen Teil deiner Seele repräsentieren. Deshalb sollst du bereit sein, dich auch dafür zu öffnen, um alle verborgenen Botschaften zu empfangen.

Also bremse deinen Putzimpuls noch ein bisschen und atme erst einmal tief durch. Betrachte und fühle alles in dir so, wie es ist. Erkenne alles an! Und lass alles noch ein bisschen sein, so, wie es ist. Öffne die Augen und lass es auf dich wirken.

Es liegt auf der Hand, dass wir uns erst von altem Ballast befreien müssen, bevor wir uns verjüngen und ein neues Leben in einem frischen, gesunden Körper beginnen können. Fundamentale Veränderungen können erst geschehen, wenn wir das sehen und annehmen, was ist und was war. Selbstannahme öffnet uns für inneren Frieden und Heilung.

Atme an dieser Stelle tief ein und sage dir selbst: Ich nehme mich so an, wie ich bin. Ich nehme mein Leben so an, wie es ist.

Wenn du dich innerlich annimmst und »Ja« zu dir sagst, kann deine Verjüngung mit voller Kraft weitergehen.

Wenn man mit der Verjüngung beginnt, kommt man womöglich mit dem Thema Körpergewicht in Kontakt. Vielleicht möchte man von vornherein abnehmen und sich einen jungen, schlanken Körper erschaffen, vielleicht auch sein bereits erreichtes Traumgewicht halten – oder man möchte zunehmen. Durch die Programmierung des Traumgewichts können

wir unserem Körper den Rahmen geben, in dem er Stabilität findet.
Du kennst es schon: Lies den folgenden Text aufmerksam durch, verinnerliche den Inhalt und geh frisch ans Werk!

ÜBUNG: DAS TRAUMGEWICHT PROGRAMMIEREN

Schau dich in deinem inneren Raum der Wandlung um und finde heraus, wo sich die Personenwaage befindet. Kannst du es sehen oder kannst du es fühlen? Nun geh zu dieser Waage und stelle dich darauf. Schau oder fühle, was die Waage dir anzeigt. Wenn du mit dem Ergebnis zufrieden bist, dann bedanke dich bei der Waage und bei deinem Körper, dass sie so optimal miteinander arbeiten. Erkenne es an!

Wenn du nicht ganz zufrieden bist, weil du dich entweder zu dick oder zu dünn fühlst, dann kannst du es auch verändern.

Steige von der Waage. Wende deine Aufmerksamkeit nach innen und frage deinen Körper: »Was ist mein optimales Körpergewicht?« Dann schau dir die Waage an und stelle fest, welche Gewichtsangabe auf der Anzeige steht.

Es könnte eine konkrete Zahl sein, aber es könnte auch etwas anderes dastehen. Möglicherweise steht da »Genau richtig!« oder »Einfach perfekt!«. Es könnte auch ein Gefühl oder eine Farbe sein.

Ich weiß, dass deine Logik nach einer genauen Zahl verlangen würde, dennoch lass dich darauf ein, vertraue deinem Körper. Dann stelle dich auf die Waage und verbinde dich mit deinem Traumgewicht. Fühle, wie dein Traumgewicht jetzt in diesem Moment in deinen Körper hineinströmt und sich ganz natürlich in deinem gesamten System einstellt. Nimm wahr, wie es jetzt bereits in diesem Moment geschieht.

Verankere das Gefühl von deinem Traumgewicht bewusst in allen deinen fünf Körpern:

- im physischen Körper
- im ätherischen Körper
- im emotionalen Körper
- im mentalen Körper
- im spirituellen Körper

Das heißt, du gehst innerlich mit deiner bewussten Absicht in jeden Körper und fühlst dein Traumgewicht dort (siehe auch Seite 82).
Fühle, wie es dir dabei geht. Bedanke dich!

Wenn dein Körpergewicht ein wichtiges Thema für dich ist, kannst du versuchen, kurz nach dem Aufwachen und vor dem Einschlafen deine innere Waage zu spüren und deinen Körper mit seinem Traumgewicht zu verbinden. Du brauchst dazu jeweils nur ein paar Minuten. Wiederhole das jeden Tag, bis du Veränderungen spürst – so lange, bis du ein gutes Gefühl zu dem Thema entwickelst.
Als ich diese Übung bei meiner Mutter anleitete, hatte sie eine Idee: Sie überklebte die Gewichtsanzeige ihrer Waage zu Hause mit Klebeband und schrieb ihr Traumgewicht darauf. Das ergab wirklich Sinn, denn meine Mutter ist praktisch süchtig nach der Waage und danach, ihr Körpergewicht zu überprüfen. Sie wiegt sich jeden Tag, und dann ist sie jedes Mal regelrecht entsetzt, wenn sie ein paar Gramm weniger wiegt. Dadurch baut sie sich einen riesigen Stress auf. Und bekanntlich bekommen wir immer genau das, worauf wir unsere Aufmerksamkeit lenken. Also war es auch kein Wunder, dass sie durch ihre ständige Angst und Panik immer weiter abgenommen hat.
Ebenso läuft es auch, wenn man abnehmen möchte: Es kann einen riesigen Stress aufbauen, sich jeden Tag zu wiegen und bei jedem Gramm zu viel in Verzweiflung zu geraten.

Die feine Balance zwischen innen und außen

Ganz allgemein kann man sagen, dass es oft bei übergewichtigen Personen um das Loslassen und bei untergewichtigen Menschen um das Annehmen geht. In beiden Fällen ist das Gleichgewicht von Nehmen und Geben gestört (siehe auch Seite 33).

Je mehr Wertschätzung und Dankbarkeit man sich selbst gegenüber empfindet, desto schneller findet man sein inneres Gleichgewicht. Das Traumgewicht stellt sich dann oft von selbst ein.

An dieser Stelle kannst du noch einmal kurz deine Augen schließen und deinen inneren Raum der Wandlung bewusst wahrnehmen. Fühle, wie es dir jetzt hier geht: Hat sich bereits etwas hier drin verändert? Was nimmst du wahr?

Es könnte sein, dass deine Empfindungen und inneren Bilder sich bereits gewandelt haben. Falls das nicht so ist, ist es aber ebenso gut. Gehe einfach zum nächsten Schritt: die inneren Werte einstellen.

Unsere inneren Einstellungen und Programmierungen können unser Leben auf eine subtile Weise beeinflussen. Es ist in unserem Inneren programmiert, wie gesund, glücklich und vital man ist. Es kann für unsere Verjüngung sehr hilfreich sein, diese Programmierungen zu erkennen und bewusst zu verändern.

Lies wieder aufmerksam, vielleicht mehrere Male, oder nimm die folgende Übung auf. Führe alles mit Hingabe und Zuwendung zu dir selbst aus:

ÜBUNG: DIE INNEREN WERTE EINSTELLEN

Schließe deine Augen und schau dich in deinem Raum der Wandlung um. Hier befindet sich ein interessantes Gerät, das dir deine inneren Werte vorgibt, die du – wahrscheinlich zum großen Teil unbewusst – lebst.

Auf diesem Messgerät findest du einen Zeiger, den du von 0 bis 10 einstellen kannst, und zwar in den folgenden Bereichen: Gesundheit, Vitalität, Schönheit, Lebendigkeit, Glück, Freude und vielleicht noch etwas, das dir persönlich wichtig ist. Konzentriere dich zuerst auf die Gesundheitsanzeige. Wo befindet sich der Zeiger? »Null« ist das Schlechteste und »zehn« das beste Ergebnis. Was ist dein Wert? Auch wenn du das Gerät selbst (noch) nicht wahrnehmen solltest, so frage dich dennoch: Auf welchem Wert steht meine Gesundheitsanzeige? Danach überprüfe auch deine anderen Werte:

Gesundheit	0	1	2	3	4	5	6	7	8	9	10
Vitalität	0	1	2	3	4	5	6	7	8	9	10
Schönheit	0	1	2	3	4	5	6	7	8	9	10
Lebendigkeit	0	1	2	3	4	5	6	7	8	9	10
Glück	0	1	2	3	4	5	6	7	8	9	10
Freude	0	1	2	3	4	5	6	7	8	9	10

Also, wie lauten deine Ergebnisse? Falls du nicht überall auf »zehn« bist, dann kannst du es jetzt verändern, indem du den Zeiger nach oben schiebst. Gut, so einfach funktioniert es nun auch wieder nicht: Denn jetzt – sobald du einen Hebel auf »zehn« gestellt hast – musst du dich noch damit verbinden, indem du es tatsächlich intensiv fühlst. Wie fühlen sich das höchste Glück, der optimale Gesundheitszustand, die unerschöpfliche Freude an? Versuche, in dir das Gefühl dafür zu erzeugen. Empfinde es mit jeder Faser deines Körpers. Die Vorstellungskraft allein reicht nicht aus, um das Ergebnis dem Leben zur Verfügung zu stellen, du musst es fühlen, spüren, empfinden: so, als ob es bereits Wirklichkeit ist.

Diese Übung kannst du öfter durchführen, bis alle deine Ergebnisse stabil bei zehn sind. Dann verankerst du dieses

Ergebnis ganzkörperlich, das heißt in allen fünf Körpern: dem physischen, dem ätherischen, emotionalen, mentalen und spirituellen Körper.
Ich habe mir diese Übung beim Spazierengehen ausgedacht. Es war interessant festzustellen, dass meine Freude auf »drei« und die Gesundheit auf »vier« gerutscht waren. Dadurch machte mich mein inneres Barometer darauf aufmerksam, dass eine feste innere Programmierung und meine unbewusste innere Einstellung offensichtlich meine volle Freude und Gesundheit noch nicht zuließen.
Daraufhin bemühte ich mich bewusst, mich öfter am Tag über verschiedene Dinge zu freuen. Ich versuchte, in jeder Situation auch etwas Schönes zu sehen und so bewusst wie möglich zu erleben. Ich sprach mit mir selbst und sagte mir, dass ich mir erlaube, ganz gesund und glücklich zu sein. Nach und nach stellte ich fest, dass mein Leben sich anders anfühlte, lichter und freudiger, ich bemerkte, wie ich mehr Energie bekam und nicht mehr so oft wie früher erkältet war.
Das innere Barometer ist zu einem wertvollen Instrument für mich geworden. Immer wenn ich in freier Natur bin, überprüfe und justiere ich meine Werte. Es ist für mich das tägliche Feedback meiner inneren Einstellungen, die ich nun bewusst korrigieren kann.

Die innere Uhr einstellen

Ganz gleich, wie alt du bist, ob 30, 50, 80 Jahre oder auch mehr: Du kannst dich dafür entscheiden, deinen Körper in eine höhere Schwingung zu erheben und dich zu verjüngen. Wie du dir vielleicht schon gedacht hast, befindet sich in deinem Raum der Wandlung auch eine Uhr, die dein biologisches Alter anzeigt. Die Übung »Die Zeit zurückdrehen« hilft dir dabei, dein biologisches Alter zu verändern.
Du kannst die folgende Anleitung aufnehmen oder dich von einer Freundin oder deinem Partner führen lassen.

ÜBUNG: DIE ZEIT ZURÜCKDREHEN

Diese Übung hilft dir dabei, deine biologische Uhr anzuhalten und sie zurückzudrehen, was auf dich verjüngend wirkt.

Du kannst dich dafür bequem hinlegen.

Überlege dir, welches Körpergefühl du wiedererlangen möchtest. Denke an frühere Zeiten: Wann warst du vital, voller Freude, Hoffnung, Aktivität? Wie alt war dein Körper, als er Spaß an Bewegung und Freude am Dasein hatte? Womöglich 32, 25 oder vielleicht 17 Jahre alt?

Lass dein Bewusstsein in deinen Körper gleiten und spüre, welches biologische Alter den optimalen, vollkommenen Körperzustand für dich ausdrückt und dich mit Lebendigkeit und Freude am Leben verbindet. Dabei geht es nur um physische Strukturen und Programme des Körpers und nicht um die Gefühle, Themen, Dramen oder Krankheiten, die du in diesem Alter durchlebt hast. Hier geht es um das reine Zellgedächtnis einer jungen, vitalen, strahlenden Körperzelle.

Sieh deine innere Uhr an, auf der ein Uhrzeiger läuft, und auf deren Mitte ein Anzeiger des Alters zu sehen ist.

Sieh, wie der Uhrzeiger vorwärtsläuft und deinen Körper langsam, aber sicher an das Altwerden führt. Betrachte das einen Moment lang, lass es auf dich wirken.

Nun sammle die Kraft deines gegenwärtigen Geistes und entscheide dich jetzt, in diesem Augenblick, die Uhr zu stoppen.

JETZT.

Die Uhr bleibt stehen. Betrachte sie einen Moment. Fühle, wie dein Körper darauf reagiert.

Und jetzt entscheide dich, deine innere Uhr zurücklaufen zu lassen.

In diesem Moment beginnt deine innere Uhr zurückzulaufen, zurück zu ihrem göttlichen Zustand der absoluten Vollkommenheit. Sieh oder fühle, wie es geschieht. Wie die Jahreszahlen langsam zurücklaufen. Nimm dir dafür Zeit, mache es nicht zu schnell, damit deine Zellen die Möglichkeit haben, es in sich zu speichern.

Lass die Uhr bis zum von dir gewünschten Alter zurücklaufen. Deine innere Uhr läuft nun zurück. Vertraue darauf, dass deine göttliche Weisheit diesen Prozess weiter ausführt, bis das von dir gewünschte Ziel erreicht ist.
Spüre das innere Gefühl der Veränderung, die gerade in dir entsteht.
Dieses Gefühl der Zurückführung deines Körpers lässt du jetzt bewusst in dich hineinfließen. Du atmest es in alle deine Zellen und Zellzwischenräume ein und fühlst, wie es nach allen Seiten und in all deine fünf Körper ausstrahlt.
Willkommen in deiner neuen Realität!

Ich lade dich ein, mit dieser Übung zu experimentieren und deine eigenen Erfahrungen damit zu machen. Vielleicht möchtest du dein biologisches Alter erst einmal nur um ein paar Jahre nach unten korrigieren – möglicherweise möchtest du die Uhr aber auch gleich um eine größere Zeitspanne zurücksetzen.
Du kannst diese Übung zum Beispiel kurz vor dem Einschlafen durchführen – damit der Effekt über Nacht wirkt und sich fester verankern kann. Beim Aufwachen überprüfst du es dann, wo die Uhr jetzt steht.
Ich selbst hatte meine Uhr zunächst auf 23 Jahre gestellt – und schon das hat sich so gut angefühlt. Dann bekam ich Lust, 17 Jahre alt zu sein, und habe die Uhr auf diese Zahl zurückgesetzt. So habe ich es auch empfunden – und es geliebt! Eines Abends dann lief der Zeiger wie von selbst zurück, über viele Zeiten und Leben hinweg. Mein Alter von 17 Jahren blieb dabei immer gleich, also muss es das natürliche Alter meines Organismus sein. Seither denke ich in Bezug auf mich selbst und mein eigentliches Alter nur noch: UNENDLICH, IMMER. Dies ist mein starkes Zukunftsfeld, das deutlich stärker ist, als mein altes Glaubenssystem. Solange ich die Schwingung dieses Zukunftsfelds aufrechterhalten kann, da bin ich mir sicher, kann ich mich auch so, wie ich jetzt bin,

für immer erhalten. Und ich werde selbstverständlich weiterhin alles geben, um Alter, Krankheit und Tod ein für alle Mal hinter mir zu lassen.

Tipp: Verbringe bewusst Zeit mit Kindern oder jungen Menschen, fühle die frische Energie, die sie ausstrahlen. Oder schau dir Filme an, die Jugendlichkeit und Beweglichkeit zeigen. Lies Jugendbücher. Dann spüre nach und fühle die Quelle deiner inneren Jugend in dir.

In diesem Kapitel hast du bisher gelernt, deine inneren Einstellungen bewusst zu programmieren. Du hast dein optimales Körpergewicht eingestellt und dein biologisches Alter korrigiert. Nun kannst du kurz prüfen, wie das alles deinen inneren Raum der Wandlung verändert hat.
Lies die Anleitung zur nächsten Übung und führe sie sogleich durch.

ÜBUNG: DEN INNEREN RAUM WAHRNEHMEN

Schließe die Augen, dann lass deine Aufmerksamkeit bewusst mit deinem Atem in deinen inneren Raum der Wandlung hineinfließen. Fühle und sieh, ob sich hier wieder etwas verändert hat. Was nimmst du wahr? Bist du jetzt durch deine neuen Erkenntnisse innerlich reicher geworden? Wie haben die Übungen deinen inneren Raum bereichert? Wie haben sie dich von innen her verjüngt und regeneriert? Dann lass Gefühle von Dankbarkeit und Wertschätzung in dir entstehen und nimm sie mit jeder Zelle deines Körpers in dich auf.

DIE KRAFT DER AHNEN ALS SCHLÜSSEL ZUR UNSTERBLICHKEIT

Entweder unsere Ahnen leben durch uns weiter oder sie verkümmern mit uns. Sie verkümmern, wenn wir ihnen Schuld zuweisen und unsere Aufmerksamkeit auf das Unangenehme richten. Und sie können durch uns weiterleben, uns Kraft und Schutz geben, die Liebe fließen lassen und weise Ratgeber sein, wenn wir darum bitten und unsere Aufmerksamkeit darauf richten.

Jeder Mensch kommt mit einem enormen Potenzial in diese Welt, das er auch von seinen Ahnen erhalten hat. Dafür erhält er den Auftrag, diese seine Gaben zu wecken, zu entfalten und als Geschenk an die nächste Generation weiterzugeben. Nur leider nehmen zu viele Menschen die ihnen von ihren Ahnen verliehenen Gaben nicht wirklich an, weil sie sie erst gar nicht erkennen. Sie nehmen sich damit die Möglichkeit, ihre eigene, eigentliche Bestimmung zu leben. Darüber hinaus mindern sie dadurch die Chancen ihrer Nachkommen, das Leben auf diesem Planeten dankbar anzunehmen und es höher zu entwickeln. Und, was leider oft vergessen wird: Ein Mensch, der die Gaben, die er von seinen Ahnen erhalten hat, nicht annimmt, vermindert auch deren Chancen, sich auf ihrer hohen Seinsebene in das Wirken der göttlichen Kräfte im ganzen Universum einzuklinken. Das ist es, was ich meine, wenn ich sage, unsere Ahnen können tatsächlich mit uns verkümmern.

Um das uns gegebene Potenzial anzunehmen, müssen wir auch unsere Ahnen in unser Leben einladen und ihre Angebote direkt und bewusst »abfragen«. Dann werden auch sie selbst davon profitieren. Sie freuen sich, dass ihr gutes Erbe nun endlich angefordert wird. Das bedeutet, sie haben nicht umsonst gelebt, sie waren wichtig, sie haben etwas Wertvolles für das gegenwärtige Leben hinterlassen. Dadurch beginnt Kraft zu fließen, eine ganz besondere Kraft, die belebend, erhaltend und verjüngend wirkt. Diese Kraft lässt jede einzelne Zelle im Licht erstrahlen und bringt uns zu Ganzheit und innerer Harmonie. Dieser Prozess wirkt sich positiv auf unser Glaubenssystem aus, er schafft neue, aufbauende Verhaltensmuster und ermöglicht die aktive Umkehrung der Zellstruktur sowie eine ganzheitliche Regeneration des Körpers.

Viele Themen unseres jetzigen Lebens sind »Ahnenthemen«: Sie haben mit der Geschichte unserer Familie zu tun und mit unseren Genen. Hierunter fallen Themen von Gesundheit und Krankheit, von Talent und Begabung, aber sehr wohl auch unbewusste Verhaltensmuster, die familiär verankert sind, und sogar äußere Situationen, die wir durch unser Ahnenerbe anziehen.

Manche halten dies für eine Bürde. Doch es sind beileibe nicht nur gewisse Dramen, die wir von unseren Ahnen erben. Es ist eben auch diese einzigartige Kraft des Lebens, die uns durch sie zur Verfügung steht. Vorausgesetzt, wir sind bereit, sie auch anzunehmen und zu nutzen! Um uns ganz zu erneuern und den Körper zu verjüngen, sollten wir an unseren tiefsten Wurzeln ansetzen, und diese reichen nun einmal ins Erbe unserer Ahnen. Es ist ganz egal, ob du deine leiblichen Eltern oder Großeltern persönlich kennst oder nicht – die unsichtbare Energie fließt durch alle Familienangehörigen aus der Vergangenheit über die Gegenwart bis in die Zukunft und verbindet sie alle miteinander.

Mit der folgenden, sehr mächtigen Übung reisen wir zu unseren Ahnen und holen uns die Kraft und die Gaben, die sie uns bereitstellen. Wir reisen sieben Generationen zurück zu unseren Urururururgroßeltern und fangen dort mit der Arbeit an. Bitte lege dir etwas zum Schreiben bereit und lies die Anleitung mehrere Male, bis du sie gut verinnerlicht hast. Dann führe die Übung durch und mache nach jeder Generation eine Pause, um die Informationen, die du bekommen hast, aufzuschreiben.

Sieben Generationen:
Urururururgroßeltern
Ururururgroßeltern
Urururgroßeltern
Ururgroßeltern
Urgroßeltern
Großeltern
Eltern

ÜBUNG: DIE KRAFT UND GABEN DER AHNEN

Atme tief und gesammelt. Lass dein Bewusstsein nach innen gleiten. Spüre, wie du mehr und mehr in dir versinkst und mit dir verbunden wirst.

Visualisiere, wie du auf einer wunderschönen grünen Wiese stehst. Du fühlst dich hier wohl und geborgen. Dein Schutzengel steht an deiner Seite. Fühle seine heilende Präsenz.

Konzentriere dich nun auf deine Urururururgroßeltern. Und sprich: »Mögen meine Urururururgroßeltern zu mir kommen und mir erscheinen.« Atme jetzt tief ein, als ob du deine Ahnen in dich einatmen würdest. Und spüre in diesem Moment ihre Gegenwart bei dir. Das sind deine Urururururgroßeltern. Erspüre ihre Energie. Vielleicht kannst du sie sogar visuell wahrnehmen.

Begrüße sie. Bedanke dich, dass sie da sind. Sieh, wie sie sich über deinen Ruf freuen. Werde gewahr, welche Gaben und Stärken auch diese fernen Ahnen dir bringen. Vielleicht konnten sie all das, was sie besaßen, nicht wirklich leben, aber es war da – es ist immer noch da. Und nun vermagst du es anzunehmen als ihr Geschenk an dich. Du kannst es – für dich selbst, aber auch für sie – endlich dem Leben zur Verfügung stellen. Du kannst es leben, du kannst es sein – und du kannst es auch weitergeben, an deine Kinder, Enkelkinder und andere junge Menschen. Diese Kraft wird weiter in die

Zukunft fließen. Sie wird dich und deine Ahnen stärken und heilen.
Fühle, wie deine Urururururgroßeltern dir ihre Kraft und ihre Gaben freudig überreichen. Erkenne, was sie dir schenken möchten. Nimm es jetzt an. Atme dies in dich ein. Erfülle deinen Körper mit diesen Potenzialen und Gaben.
Fühle, wie es in dir ankommt. Nimm wahr, wie du von innen heraus in deiner vollen Kraft und Ganzheit erstrahlst. Spüre, wie deine Ahnen durch dich und mit dir zum Leben erwachen und sich an deine Seite stellen. Sie sind jetzt durch dich unsterblich geworden, kraftvoll, präsent und integriert.
Spüre, wie es sich auf dein ganzes System, auf deinen Körper und deine ganzheitliche Verjüngung auswirkt!
Als Nächstes konzentriere dich nun auf deine Ururururgroßeltern. Sprich: »Mögen meine Ururururgroßeltern zu mir kommen und mir erscheinen. Atme jetzt tief ein. Und spüre in diesem Moment die Anwesenheit deiner Ahnen bei dir. Das sind deine Ururururgroßeltern!
Gehe alles durch, so wie du es bei deinen Urururururgroßeltern gemacht hast.
Danach heilst du die Urururgroßeltern, dann die Ururgroßeltern, die Urgroßeltern, bis du zu den Großeltern kommst.
Hier gilt das Gleiche: Du fragst deine Großeltern nach Gaben, Geschenken und Potenzialen, die du von ihnen erhalten hast. Nur dass hier der Prozess etwas umfangreicher werden kann, weil man mit den Großeltern meist emotional näher verbunden ist.
Achtung: Bei den Eltern angekommen, kann der Prozess noch mehr Gefühle auslösen. Wir sind mit unseren Eltern auch durch Schmerzen und Dramen verbunden. Gleichwohl fragen wir sie nach Geschenken und Gaben. Auch unsere Eltern haben Potenziale in sich, die sie selbst nicht leben konnten, die aber eine große Kraft in sich bergen. Wenn wir es annehmen, wird es auch unseren Eltern zur Verfügung gestellt. Die Eltern werden durch uns kraftvoller und lebendiger. Sie beginnen,

diese Kraft an ihre eigenen Ahnen, die ja auch die deinen sind, auszustrahlen – und natürlich auch an dich selbst. Dadurch strahlen sie Kraft in ihre Zukunft aus, und ihre Zukunft ist wiederum deine Gegenwart. So wird von Generation zu Generation alles klarer, machtvoller und verbundener.

Du nimmst es in dein ganzes System, in deinen Körper auf und erlebst, wie es sich auf deine innere und äußere Verjüngung, auf deine Ganzkörperregeneration auswirkt.

Schließlich kommst du mit dieser Arbeit bei dir selbst an. Jetzt bist du an der Reihe, dir Gaben und Geschenke zu überreichen. Und auch jene Potenziale, die du bis jetzt nicht angefragt, nicht gelebt hast, kommen dran. Du gibst dir all das, was schon immer in dir gewesen ist und noch seiner Verwirklichung harrt. Du nimmst all das an und stellst es deinem Leben zur Verfügung.

Erfahre die Macht und den Glanz, die dadurch in dir erwachen!

Und nimm wahr, wie die Ahnen stark und präsent an deiner Seite stehen. Verwirklicht durch dich, lebendig und ganz!

Fühle jetzt, wie es sich auf deine ganzheitliche Verjüngung auswirkt, wie dein Körper nun in seinem vollen Glanz erstrahlt!

Bedanke dich dafür bei deinen Ahnen und bei dir selbst.

Ob du diese Meditation nur einmal durchführst oder ob du sie wiederholst, überlasse ich dir. Ich selbst habe sie sehr oft gemacht und jedes Mal dabei weitere Potenziale entdeckt und integriert. Es waren geistige und körperliche Geschenke wie körperliche Ausdauer oder die Gabe des Zuhörens, die Fähigkeit zur Vergebung und das Wissen um die Heilung des Körpers.

Die Arbeit mit den Ahnen stärkt unsere Verwurzelung in unserer ureigenen Natur. Sie übt eine positive Wirkung auf Wurzel-, Sakral- und Solarplexus-Chakra aus, stärkt den Beckenboden und harmonisiert die inneren Organe des Beckenraums. Außerdem empfehle ich Ahnenarbeit allen, die mit den unteren Extremitäten und dem unteren Rücken Probleme haben – diese Arbeit wirkt sehr heilend und aufbauend auf diese Organe.

Tipp: Schreibe dir eine Liste mit Gaben und Geschenken deiner Ahnen an dich. Gestalte sie kreativ, bastle daraus einen besonderen Brief, eine Art Zertifikat. Hänge es so an der Wand auf, dass du es gut sehen kannst. Immer wenn dein Blick auf das Zertifikat fällt, nimm dir einen Augenblick Zeit, nach innen zu spüren, die Gaben und Geschenke deiner Ahnen in dir wahrzunehmen und dich zu bedanken.

Jetzt hast du auch die Kraft deiner Ahnen in dir zum Leben erweckt und deine innere Wurzel gestärkt. Du bist jetzt ein glücklicher Erbe zahlreicher Gaben und Talente, die dich nun bei deiner Verjüngung unterstützen und bestärken werden.

UNSER ATEM – TOR ZUR EWIGEN JUGEND

Der Atem ist unsere Verbindung zu uns selbst und gleichzeitig zur Außenwelt. Durch den Atem können wir mit all unseren Zellen in Kontakt kommen und gleichzeitig in Kontakt mit allem, was uns umgibt, und mit dem Sichtbaren und Unsichtbaren in uns. Wir können uns überall hinatmen, befreit von Raum und Zeit, denn der Atem ist wie ein Transportmittel, das uns überall hinbringt, auch in jedes Organ und in jede unserer Körperzellen.
Bewusst zu atmen nährt nicht nur unseren Körper, sondern fördert auch unsere geistige Entwicklung. Bewusster Atem ist das Tor zur ewigen Jugend und wahrer Gesundheit. Leider haben wir den natürlichen Rhythmus für das Atmen verlernt. Wir nutzen nicht die ganze Kapazität unseren Lungen, was

die Versorgung des Organismus mit Sauerstoff verschlechtert und uns altern lässt.
Richtig zu atmen ist eine starke Medizin, die uns immer zur Verfügung steht und nichts kostet! Sobald du es verstanden hast, kannst du es jederzeit wiederholen, bis du gelernt hast, ganz automatisch richtig zu atmen.
Besonderes gut wirken die Atemübungen an Krebstagen – du kannst mithilfe eines Mondkalenders feststellen, welche Tage das sind. An diesen Tagen profitiert dein ganzer Körper davon. Ich selbst trage mir an Krebstagen in meinen Terminplaner immer Zeit für die Atemübungen ein.
Richtig zu atmen ist eigentlich nicht schwer, schließlich machen es Babys und kleine Kinder noch ganz von allein. Später verschließt sich das Kind in sich selbst, es baut Ängste auf, es bewegt sich zu wenig ... und der Atem wird nach und nach flacher. Er erreicht kaum noch den Bauch und fließt beim Erwachsenen oft schon nicht mehr durch den ganzen Brustraum. Deshalb müssen wir zunächst lernen, bewusster zu atmen, und dabei helfen uns Atemübungen. Das Ziel ist, wieder unwillkürlich tief und entspannt zu atmen.
Sobald dein Atem beginnt, sich wieder auf natürlich-harmonische Weise durch deinen Körper zu bewegen, wirst du feststellen, dass du nicht mehr so schnell müde wirst. Ein besonders angenehmer Effekt richtigen Atmens ist, dass man sich lebendiger fühlt, frischer und jünger aussieht – und genau darum geht es ja.

Tipp: Je bewusster du deine Atemübungen machst, desto schneller gewöhnt sich dein Körper daran. Übe stets im Zustand innerer Gelöstheit, meide jeden Druck. Es sollte sich immer ganz ungezwungen und natürlich anfühlen, wenn du übst. Also nie dem Atem Zwang antun! Nach dieser goldenen Regel solltest du auch die Dauer jeder Übung bestimmen.

Jetzt kannst du die folgenden Übungen durchprobieren und für dich diejenige(n) für eine regelmäßige Praxis auswählen, die sich besonders angenehm anfühlen. Lies die Anleitungen jetzt erst einmal in Ruhe durch und versuche es dann selbst, mit Lust und Liebe.

ÜBUNG: RICHTIG ATMEN

Setze dich bequem, aber mit gerader Wirbelsäule hin. Nun konzentriere dich auf deinen Atem. Atme tief in den Bauch hinein und dann weit und lange aus. Beim Einatmen wölbt sich dein Bauch ganz von selbst nach außen, beim Ausatmen ziehst du ihn ein wenig in Richtung Wirbelsäule nach Innen. Übe es eine Minute bis fünf Minuten lang. Danach lege eine Pause ein.

Wenn du Körper, Geist und Seele etwas Gutes tun möchtest, dann gähne ordentlich! Beim Gähnen nimmt der Körper mehr Sauerstoff als sonst auf und die Atmung vertieft sich. Herzhaftes Gähnen treibt das Wasser in die Augen. Durch die Bewegung des Unterkiefers entspannen sich Mund, Nacken, Hals und schließlich der ganze Körper. Gähnen bedeutet nicht, dass dir langweilig ist, eher umgekehrt: Beim Gähnen speichert dein Körper neue Informationen in sich.
Ich besuchte einmal einen Yogaworkshop, in dem wir zwei Stunden lang nur gähnten und uns streckten. Das hat mir wahrlich gutgetan. Seitdem liebe ich es, zu gähnen, und fordere andere dazu auf, es auch zu tun.

ÜBUNG: GÄHNEN IST GESUND!

Öffne beim Gähnen den Mund weit. Strecke dich dabei! Gähnen ist eine kleine Atemtherapie und ein Verjüngungsschub, besonders wenn du dabei deinen ganzen Körper streckst und mehrmals gähnst.

Wenn wir das Atmen mit der Visualisierung zusammenbringen, können wir eine sehr schnelle, positive Wirkung in unserem physischen Körper und ebenso in unseren feinstofflichen Körpern erleben.
Die folgende Übung mag ich auch deshalb, weil man sich dazu nicht extra Zeit nehmen muss. Ich mache sie, wenn ich im Supermarkt an der Kasse stehe oder an der roten Ampel halte. Es reicht nur eine halbe Minute, und schon fühlt man sich wieder sehr wohl mit sich selbst:

ÜBUNG: DURCH ATMEN LICHT IN DIE ZELLEN BRINGEN

Atme bewusst ein und aus. Fühle, wie dein Bauch sich beim Einatmen wölbt und beim Ausatmen nach innen zieht, verbinde dich durch den Atem mit deinem Körper. Visualisiere, wie aus dem Himmel ein Lichtstrahl fällt und dich ganz und gar erfüllt.
Dieses Licht hat die Eigenschaft, dich aus deiner Begrenzung zu erheben und positive Veränderungen in deinem Leben herbeizuführen.
Lade alle deine Zellen ein, dieses Licht in sich aufzunehmen. Fühle, wie dein ganzer Körper dadurch zu schwingen beginnt. Spüre die Liebe und den Frieden, die aus dieser nie versiegenden Quelle in dich einströmen und dein ganzes Sein erfüllen.

Farben zu visualisieren und einzuatmen ist eine Möglichkeit, rasch Energie zu gewinnen. Rubinrot einzuatmen klärt die Zellen und macht sie durchlässig und frei. Ich persönlich mache diese Atmung immer vor meiner Gesichtsgymnastik und habe danach das Gefühl, dass die Gymnastik besonders gut wirkt, weil sie meine Zellen elastischer macht und meine Gesichtsmuskeln auf die Übungen vorbereitet. Aber auch ohne Gymnastik erwärmt und verjüngt Rubinrot dein Gesicht.

ÜBUNG: RUBINROT IN ALLE ZELLEN EINATMEN

Atme Rubinrot tief in deinen Bauch und in alle Zellen hinein. Lass es in alle Zellzwischenräume und in die Aura weiterfließen. Dann lass durch deinen Atem diese Farbschwingung zu deinem Gesicht fließen. Spüre, wie sich dein Gesicht mit jedem Ausatmen mehr und mehr erwärmt und verjüngt.

Rubinrot enthält in sich eine leuchtende, durchlässige Qualität des Sterns, der dich tief in deinem Inneren berührt und dir das Gefühl gibt, empfangen und genährt zu sein. Rubinrot ist der Weg der Weiblichkeit, es ist tiefe intuitive Verbindung und Hingabe. Es ist das Gefühl, sein zu dürfen, Raum einnehmen zu dürfen.

Die folgende Atemübung benutze ich, wenn ich am Tag eine kurze Ruhepause einlege. Sie dauert etwa fünf Minuten. Wenn ich nach dieser Übung meine Aura im Spiegel anschaue, dann stelle ich fest, dass sie leuchtender, präsenter und voluminöser wirkt. Achtung: Diese Übung besser nicht vor dem Einschlafen durchführen, weil sie stark energetisierend wirkt.

ÜBUNG: ATMEN ZUR MENTALEN NEUPROGRAMMIERUNG

Setze dich aufrecht hin und schließe deine Augen. Atme tief in deinen Bauch hinein. Konzentriere dich dabei auf deinen Körper.

Beim nächsten Einatmen sage mit deiner inneren Stimme: »Ruhig« ... und beim Ausatmen sage mit deiner inneren Stimme: »Entspannt«.

Ruhig – Entspannt.

Beim Einatmen denkst du »ruhig«, beim Ausatmen denkst du »entspannt«.

Und beim nächsten Einatmen sage mit deiner inneren Stimme: »Ich bin« ... und beim Ausatmen sage mit deiner inneren Stimme: »Liebe«.

Ich bin – Liebe.

Beim Einatmen denkst du »Ich bin«, beim Ausatmen denkst du »Liebe«.
Und beim nächsten Einatmen sage mit deiner inneren Stimme: »Ich bin« ... und beim Ausatmen sage mit deiner inneren Stimme: »Gesundheit«.
Ich bin – Gesundheit.
Beim Einatmen denkst du »Ich bin«, beim Ausatmen denkst du »Gesundheit«.
Und beim nächsten Einatmen sage mit deiner inneren Stimme: »Licht« ... und beim Ausatmen sage mit deiner inneren Stimme: »Licht«.
Du atmest Licht ein und atmest Licht aus.
Licht – Licht, Licht – Licht!

Die nun folgende Atemtechnik habe ich im Hormon-Yoga nach Dinah Rodrigues kennengelernt. Wie ich mittlerweile weiß, ist es jedoch eine Technik, die bereits im alten Indien praktiziert wurde. Man braucht dazu nur eine oder zwei Minuten, länger ist gar nicht empfehlenswert, weil es wirklich eine sehr energievolle Technik ist, mit der man es nicht übertreiben sollte. Diese Art der Atmung aktiviert deine solare Energie und regt damit den Stoffwechsel an:

ÜBUNG: ATMUNG FÜR DEN STOFFWECHSEL

Setze dich gerade hin, sammle dich in deiner Mitte, erzeuge in dir ein deutliches Körpergewahrsein. Beuge den rechten Mittelfinger, der das Element Feuer repräsentiert, und drücke ihn leicht auf den linken Nasenflügel, um den Atem durch das linke Nasenloch zu blockieren und die Luft ausschließlich durch das rechte Nasenloch strömen zu lassen (im Yoga »Sonnenatem« genannt). Atme so tief ein, dass dein Bauch sich nach vorn ausdehnt. Beim Ausatmen stößt du die Luft kräftig hinaus, ziehst dabei den Nabel nach innen. Man nennt diese kraftvoll-bewusste Art zu atmen die Blasebalg-Atmung.

Und noch eine Atemübung! Ich habe mir angewöhnt, sie immer nach dem Essen zu praktizieren. Ich tue das gemeinsam mit meinem Sohn, bevor er mit seinen Hausaufgaben beginnt. Allein würde er sie nicht machen, aber mit mir zusammen macht es ihm Spaß. Dieses Atmen, Wechselatmung genannt, macht wacher und aufnahmefähiger und ist wirksamer als ein Energydrink. Wechselatmung unterstützt die Reinigung der Energiekanäle und bringt unser vegetatives System sowie die solare und lunare Energie ins Gleichgewicht:

ÜBUNG: WECHSELATMUNG

Schließe das rechte Nasenloch, indem du einen Finger seitlich an den Nasenflügel drückst. Nun atme ein. Vor dem Ausatmen wechselst du: Das rechte Nasenloch gibst du wieder frei und legst stattdessen einen anderen Finger an den linken Nasenflügel, um das linke Nasenloch zu schließen. Ausatmen. Erneut wechseln: rechts einatmen, links ausatmen. Und immer so weiter, im Wechsel.

Keine Angst, ich möchte dich nicht mit einer Vielzahl von Atemübungen überschütten. Vielmehr möchte ich dir einige von unzähligen Möglichkeiten aufzeigen, aus denen du das auswählen kannst, was dir am meisten zusagt. Zu guter Letzt noch eine Übung, die aus dem Qigong stammt: Ich habe sie beim Großmeister Yap Chen Hai, meinem Feng-Shui-Lehrer, kennengelernt.
Eine meiner Freundinnen hat sich mithilfe dieser Übung von ständigen Ohrenschmerzen befreit. Ich selbst mag diese Übung, weil man sie problemlos zwischendurch, etwa beim Schreiben am PC, durchführen kann. Sie entspannt den Nackenbereich und bringt frische Energie in den Körper. Du kannst sie im Stehen oder im Sitzen ausführen:

ÜBUNG ZUR REINIGUNG DER ENERGIEKANÄLE

Die Wirbelsäule ist ganz gerade. Du schaust geradeaus. Atme nun mit geschlossenem Mund durch die Nase ein. Lege jetzt den Kopf in den Nacken und atme durch den offenen Mund aus. Stell dir dabei vor, dass die Wirbelsäule ein Kanal ist, in dem ein Energiekanal verläuft. Beim Ausatmen steigt die Energie durch den geöffneten Mund nach oben und reinigt diesen Kanal.

Nun den Kopf wieder gerade halten. Einatmen. Lass jetzt den Kopf auf die Brust sinken und atme mit geschlossenem Mund durch die Nase aus. Dabei stellst du dir vor, dass die Energie mit dem Ausatmen wieder an der Wirbelsäule entlang nach oben steigt und diesmal durch den siebten Halswirbel als Lichtenergie austritt.

Den Kopf wieder gerade halten. Einatmen. Neige den Kopf zur linken Schulter. Während des Ausatmens mit geschlossenem Mund stellst du dir vor, dass durch das rechte Ohr ausgeatmet wird. Das reinigt die Ohrkanäle.

Den Kopf wieder gerade halten. Einatmen. Neige den Kopf nun zu deiner rechten Schulter. Während des Ausatmens mit geschlossenem Mund stellst du dir vor, dass durch das linke Ohr ausgeatmet wird.

Kopf gerade. Tief einatmen. Beim langsamen Ausatmen mit offenem Mund lass deinen Kopf locker einmal vollständig im Uhrzeigersinn kreisen. Dabei tönst du: AAAAAAHHH. Und jetzt das Gleiche entgegen dem Uhrzeigersinn.

Die ganze Übung wiederholst du dreimal.

Nochmals: Du musst nicht täglich alle diese Atemübungen durchführen, aber vielleicht gelingt es ja, die eine oder andere in deinen Alltag zu integrieren. Denke immer daran: Im Atem verströmt die Quelle deiner Jugend ihre Kraft.

Somit ist diese Station des Verjüngungsprogramms abgeschlossen. Du hast praktische Methoden kennengelernt, um dein Denken neu auszurichten und deinen Körper auf die bevorstehenden grundlegenden Veränderungen einzustellen. Nun geht es weiter mit der Ganzkörpererneuerung.

Ganzkörpererneuerung

Ganzkörpererneuerung – die Erneuerung aller fünf Körper – ist die zweite Station des Programms. Hier werden alle der oben beschriebenen fünf Phasen aktiviert:

Phase 1: Das alte Glaubenssystem überwinden, nämlich den Glauben an den Verfall des Körpers und den Tod.
Phase 2: Ein neues Glaubenssystem entwickeln. Das heißt, sobald wir anfangen, daran zu glauben, dass Verjüngung und Ganzkörpererneuerung funktionieren, dann klappt es auch! Was bedeutet, dass jede Veränderung im Kopf beginnt.
Phase 3: Selbstermächtigung. Es ist mehr als ein Glaube, es ist die treibende Kraft deines Seins, die bestimmte Dinge und Begebenheiten in den Fluss des Lebens und die Schöpferkraft bringt. Ganzkörpererneuerung kann nur dann funktionieren, wenn du dich selbst ermächtigst – dich selbst erwählst. Wenn du dich ganz für dich entscheidest und für das, was mit deiner Seele im Einklang schwingt.
Phase 4: Die bewusste und aktive Umkehrung der Zellstruktur und die ganzheitliche Regeneration des Körpers.
Phase 5: Ein individueller, aufbauender und lebenserhaltender Ernährungsplan, der im Einklang mit deinem Körper, deinem Geist, deiner Seele und dem ganzen Universum steht. Außerdem Vermeiden von Schadstoffaufnahmen und die Reinigung des Körpers.

Hieran werden wir jetzt arbeiten:

- Wir werden unsere Zellen mental reinigen und auf ihren ursprünglichen Zustand zurückprogrammieren.
- Wir erschaffen uns einen energievollen, wunderschönen Körper und ein natürliches Aussehen und orientieren uns an neuen, selbst geschaffenen inneren Werten.
- Wir erreichen innere Balance, indem wir unsere weibli-

che und männliche Hälfte heilen und miteinander in Einklang bringen.

- Wir erarbeiten einen Ernährungsplan, der uns in unserer Entwicklung ganzkörperlich unterstützt.

REINIGUNG UND UMPROGRAMMIERUNG DER ZELLEN

Ist es uns Menschen wirklich möglich, den eigenen Körper von Grund auf zu erneuern? Ist unser Körper sogar in der Lage, abgenutzte Organe wieder aufzubauen? Ja, das ist möglich! Unser Körper tut das ohnehin ständig. Der menschliche Organismus ist ein Regenerationswunder. Und wenn wir ihn dazu noch wirksam unterstützen, wird er in neu gewonnener Jugend und Schönheit erblühen.

Der Mensch besitzt etwa 70 bis 100 Billionen Körperzellen. Das ist ein so unglaublich komplexes System, dass man sagen kann: Wir tragen ein eigenes Universum in uns. Jede einzelne Zelle ist eine in sich vollkommene, eigene Welt. Ständig sterben alte Zellen ab und es entstehen dafür neue. Der menschliche Körper erneuert sich im Laufe seines Lebens vielmals! Die Zellen der meisten Verdauungsorgane erneuern sich innerhalb von ein bis zwei Wochen vollständig, die des Dünndarms gar innerhalb von zwei Tagen. Ist es nicht fantastisch, dass wir in so kurzer Zeit ständig ein praktisch rundum erneuertes Verdauungssystem bekommen?

Auch die Hautzellen brauchen dafür (je nach Struktur der unterschiedlichen Partien) nicht mehr als zwei bis fünf Wochen. Die Lippen schaffen es innerhalb von zwei, die Ohren brauchen dafür bis zu fünf Wochen. Früher war man der Meinung, Nervenzellen würden sich nicht erneuern. Inzwischen erbrachten Wissenschaftler den Beweis, dass auch sie sich in bestimmten Gehirnregionen immer wieder neu bilden.

Die Tatsache, dass ganze Organe sich so schnell und von Grund auf zu erneuern vermögen, ist für uns naturgemäß von besonderem Interesse. Denn die Regenerationsfähigkeit des Körpers hat ihren Ursprung in der Regenerationsfähigkeit jeder einzelnen Zelle. Die Fähigkeit zur Regeneration ist somit in jeden Menschen von der Natur einprogrammiert worden.

Nun stellt sich die Frage: Wenn sich die Zellen unseres Körpers erneuern, warum altern wir trotzdem? Wenn sich beispielsweise die Hautzellen innerhalb von zwei Wochen erneuern, warum werden wir trotzdem im Lauf der Jahre runzlig? Und warum haben wir dann Narben, die schon Jahre alt sind? Mir ist bewusst, dass meine Antwort auf diese Fragen sich sehr von der herrschenden Meinung der Schulwissenschaft unterscheidet. Ich will dieser Meinung nicht einmal widersprechen. Sie ist ja richtig – innerhalb eines ganz bestimmten Glaubenssystems. Im Rahmen meines eigenen Glaubenssystems dagegen lautet die Antwort auf die Frage »Warum altern wir trotzdem?« anders:

- Erstens, weil unsere Zellen durch eine ungesunde, unnatürliche Lebensweise, falsche Ernährung und zu viele Gifte förmlich zugemüllt werden. Das heißt, ungesunde Stoffe sammeln sich in ihnen an, und mit der Zeit kann der Körper diese nicht mehr vollständig entsorgen – das macht uns träge, krank und alt.
- Zweitens, weil sich in den Zellen bestimmte Informationen und Erinnerungen an Erlebnisse, Verletzungen, Stress und Ähnliches befinden, die diesen Zellen keine Möglichkeit geben, sich schöpferisch zu entfalten und ihr wahres Potenzial freizugeben. Wenn wir dies den Zellen jedoch ermöglichen, dann können sie sich wieder an ihr ursprüngliches, göttliches Potenzial erinnern und sich von Grund auf regenerieren und damit wieder verjüngen.
- Drittens: Unser Denken arbeitet gegen uns – wir glauben an das, was wir sehen, und nehmen es als die einzig mög-

liche Realität. In unserer Gesellschaft gehört es zur Norm, bereits im Alter von 40 Jahren graues Haar zu haben. Mit 50 sind die meisten längst von chronischen Leiden und fortschreitender Müdigkeit befallen. Mit 80 schieben wir ein Wägelchen vor uns her und werden von unserem schlechten Gedächtnis geplagt. Wir glauben, dass das normal ist, und stellen es nicht infrage. Das, was wir als Norm betrachten, ist aber nicht normal – Alterung ist eine Krankheit, die behandelt werden muss!

Diese drei Aspekte spielen bei der Zellregeneration eine herausragende Rolle. Um sich selbst zu erneuern, muss eine Zelle sich teilen. Sie bringt eine Kopie ihrer selbst hervor. Wenn sie nun aber schon mit Unmengen von Schadstoffen, mit Erinnerungen an ungelöste Konflikte und allen Programmierungen eines lebensfeindlichen Glaubenssystems belastet ist, was bringt sie dann wohl hervor? Natürlich ebenfalls eine Kopie ihrer selbst. Deshalb kann sich im Organismus nicht viel verändern, sondern nur verschlechtern, weil diese Kopien kranker Zellen sich immer weiter teilen und derweil die in ihnen eingespeicherten Informationen immer weiter an Qualität verlieren werden. Und so läuft der Prozess immer weiter, sodass der Körper immer mehr aus solchen belasteten Zellen besteht. Genau das ist es, was wir Altern nennen.
Dieses Szenario müssen wir nicht unterstützen! Wir können aus diesem todbringenden Prozess aussteigen und das Leben, das uns geschenkt wurde, vor dem Niedergang bewahren. Und ich selbst glaube auch fest daran, dass wir sogar den Alterungsprozess unseres Körpers aufhalten können – wenn wir die richtigen Mittel und Wege dafür finden. Dazu lade ich dich ein, und deshalb stelle ich dir weitere Techniken vor, die dir dabei helfen werden.

HEIL UND GLÜCKLICH – OBERSTES ANLIEGEN FÜR UNS ALLE

Jedes Leben beginnt mit der Entstehung einer Zelle. Ohne Zweifel ist hier eine übergeordnete Intelligenz am Werk, die es entstehen lässt und steuert. Aus schamanischer Sicht ist jede unserer Zellen beseelt und bewusst. Bei den höheren Organismen ist dieses Zellbewusstsein eingebettet in ein übergeordnetes Bewusstsein, wie auch beim Menschen, dessen Seele mit dem ganzen Universum, mit dem Göttlichen rückverbunden ist.

Verändert sich eine Zelle, so stellt dies demnach nicht nur eine Veränderung im betreffenden Organismus dar, sondern es ist tatsächlich auch eine Veränderung im Universum und im göttlichen Bewusstsein. Das bedeutet letztendlich also: Heilst du dich selbst, dann heilst du die ganze Welt. Deshalb sollte es für uns alle ein wichtiges Anliegen sein, heil und glücklich zu sein. Damit gilt auch: Wenn du etwas in der Welt siehst, das stört und krank macht, so fange bei dir selbst an und öffne dich für deinen persönlichen Heilungsprozess, der gleichzeitig auch ein Beitrag zur Heilung und Rettung der Welt sein wird.

Sprich dazu folgende Sätze nacheinander. Und empfinde so stark wie möglich, wie dein Körper auf jeden Satz reagiert. Fühlt er sich dadurch begeistert oder eher unwohl?

»Ich öffne mich für die Heilung.«

»Ich erlaube mir, heil zu werden.«

»Ich bin es wert, heil zu sein.«

»Ich bin heil.«

»Ich bin heil, ich bin ganz,
ich bin ursprünglich und ewig
in meiner Essenz.«

Fühlst du dich damit wohl? Oder gibt es in dir so etwas wie eine Stimme, die sagt: »Nein, das stimmt nicht!«
Lege deine ganze Absicht in deine Worte hinein. Das bedeutet, wenn du den Satz aussprichst »Ich öffne mich für die Heilung«, dann fühle es und lass es in dich hineinfließen. Nimm es körperlich wahr und sieh mit deinem inneren Auge, wie du dich öffnest, wie dein Herz sich auftut. Setze deinen Willen ein und atme diese Aussagen förmlich in dich ein. Spüre, wie es geschieht, fühle, wie du dich öffnest. Du musst es wollen und du musst auch bereit sein, es zu empfinden und es im gleichen Augenblick auch zu empfangen. Das ist viel mehr, als nur eine Affirmation zu sprechen oder zu denken. Das ist eine Ermächtigung, die deinem Körper ermöglicht, sich selbst zu regenerieren. Erst durch die Selbstermächtigung bist du in der Lage, die Heilung zuzulassen.

MEDITATIONSÜBUNG: DIE REISE IN DIE KÖRPERZELLE

Die folgende, sehr machtvolle Meditationsübung führt dich in die Körperzelle hinein. Du kannst sie für jedes deiner Organe extra durchführen, um dieses wieder zu Harmonie und Ganzheit zu bringen. Die Übung gibt dir eine Übersicht über den Zustand der Zellen und des ganzen Organs.
Du kannst dich dafür bequem hinsetzen oder hinlegen und deine Augen schließen.
Lass dich von deinem Atem sanft nach innen tragen, tiefer und tiefer. Versinke in dir selbst. Und nimm deinen Körper von innen wahr, als einen Raum, der dein Zuhause ist. Als einen Ort der Ruhe, Harmonie und des Wohlseins. Als einen Ort, wo du mit dir selbst verbunden bist.
Nun lass dein Bewusstsein in die von dir ausgewählte Körperzelle hineinströmen. Atme dich dorthin, verbinde dich mit der Zelle. So, als ob du selbst jetzt deine Körperzelle betrittst und in ihr bist.
Nimm sie von innen wahr. Nimm wahr, wie die Lichtverhält-

nisse hier sind, was für Farben, Formen, Landschaften es hier gibt. Spüre, wie du dich an dem Ort, in deiner Zelle, fühlst.
Ist es hier gemütlich, warm und geborgen? Oder ist es dunkel und eng? Fühle es, versuche nichts zu verändern, sondern nimm es so an, wie es ist.
Sage deiner Körperzelle: »Ich sehe dich! Ich erkenne dich an!«
Sei jetzt für deine Zelle da.
Erfülle die Körperzelle mit deiner Dankbarkeit, Freude, Liebe, lächle sie an. Nähre sie mit deiner Zuwendung. Und nun fühle, wie es deiner Zelle dadurch geht, wie sie sich fühlt, wenn sie deine Liebe und deine gütige Fürsorge bekommt.
Jetzt gib einen Gedanken von kristallklarer Schwingung hinein. Atme kristallklare Energie ganz tief in dich hinein. Sieh, wie das Zellwasser dadurch geklärt, gereinigt und harmonisiert wird. Schau, wie das Wasser nun fließt, fröhlich plätschert, wie kristallklar es ist. Atme die frische, saubere Luft ein, sieh, wie das Licht im Wasser reflektiert und fröhlich tanzt. Erlebe, wie die ganze Zelle jetzt kristallklar leuchtet und schwingt.
Nimm deine Zelle ganzheitlich wahr.
Wenn jetzt das Bild und das Gefühl für dich stimmig und harmonisch sind, dann verleihe der Zelle noch mehr Dynamik, indem du siehst, wie deine Zelle beginnt, sich nach links zu drehen, das heißt, sie dreht sich zurück zu ihrem wahren, göttlichen, vollkommenen Zustand der Freiheit, Gesundheit, Elastizität, Ganzheit und Unendlichkeit.
Fühle den Prozess der Verwandlung und Transformation in dir! Es geschieht genau JETZT!
Sieh und fühle, wie deine Zelle in ihrer wahren Größe und Schönheit erstrahlt. Und nimm wahr, wie diese Information des wahren, göttlichen Zustands beginnt, zu allen anderen Körperzellen hin weiterzufließen und das ganze Organ in eine vollkommene Schwingung zu bringen. Nimm wahr, wie das ganze Organ dadurch erblüht und zum Leben erwacht.
Bedanke dich dafür!

Diese Übung kannst du für jedes Organ extra durchführen, um es wieder in Ordnung zu bringen. Die schamanische Rezeptur ist hier, mit der Zelle in Kontakt zu kommen, sie als ein beseeltes Wesen wahrzunehmen. Es gilt, das Wesen deiner Zelle davon zu überzeugen, dass es nun nicht mehr allein, dass es nicht vergessen ist, sondern dass es wichtig und vor allem geliebt ist. Das ist die Nahrung, die eine Zelle am meisten braucht. Sobald du diesen Kontakt herstellst, spürst du bereits, dass du dadurch innerlich genährt wirst, weil deine Seele deinen Körper wirklich zu bewohnen beginnt. Alles freut sich in dir. Deine Körperzelle ist jetzt kein verwaistes Kind eines Gesamtorganismus mehr, sondern sie wird als bedeutender, wichtiger Teil deines eigenen göttlichen Wesens anerkannt.

Durch diese Meditation bringe ich meine Seminarteilnehmer in Kontakt mit ihren Leberzellen. Ich finde es immer sehr spannend, wenn sich Menschen dadurch ihrer Leber bewusst werden und sie dann spüren, wie die Leber mit Wärme und Energie erfüllt wird. Diese Art der inneren Kommunikation verbindet dich mit einem wichtigen Organ und bereichert dich, weil sie dich damit einen Schritt weiter zu deiner Ganzheit hinführt. Besonders schön ist, dass die Leber oder ein anderes Organ, an dem du arbeitest, dadurch von dir selbst belebt wird und den Impuls bekommt, sich zu regenerieren und zu verjüngen. Jede seiner Zellen wird von innen her leuchten und die göttliche Kraft abstrahlen, die in ihr angelegt ist. Wenn sie sich nun teilt, dann bringt sie genauso leuchtende und gesunde neue Zellen hervor. Das ist die Grundlage der körperlichen Verjüngung.

Falls bestimmte Organe deines Körpers vorgeschädigt sein sollten, arbeite mit dieser Übung bitte besonders gewissenhaft. Falls die Schädigung schon stärker ist, empfehle ich dir, sie täglich durchzuführen, bis du spürbare positive Veränderungen wahrnimmst. Danach reicht es, die Übung alle drei Tage zu machen. Denke immer daran: Wohin deine Aufmerksamkeit und deine Liebe fließen, dorthin fließt auch die Energie und versorgt dieses Organ.

ARBEITEN MIT DER KÖRPERZELLE

Eine Klientin, die seit zehn Jahren unter starkem Asthma litt, erzählte mir kürzlich, dass sie nun jeden Tag mit den Zellen ihrer Lunge spricht und dadurch ein inniges Verhältnis zu dieser entwickelt hat. Sie meint, dass sie ihre Lunge hören und verstehen kann. Immer wenn sie Atemnot bekommt, wendet sie sich an ihre Lunge und spricht mit ihr, sie fragt, ob sie nun das Asthmaspray benötigt, und darauf antwortet ihre Lunge jedes Mal mit lautem »Nein« und bemüht sich gleich, besser zu atmen. Die Frau meint, dass sie es wirklich sehen kann, wie ihr Organ sich bewusst verbessert, wenn sie ihm ihre volle Aufmerksamkeit widmet. Das Ergebnis ist, dass sie nun seit drei Monaten kein Spray mehr benutzt hat – das war vorher zehn Jahre lang nicht möglich gewesen. »Das Leben wird immer einfacher, und ich kann mich endlich aufrichten und richtig atmen. Jetzt fühle ich, wie das Leben mehr und mehr zu mir zurückkehrt«, erzählte sie mir.

Die universelle Zelle

Als universelle Zelle bezeichne ich eine vollkommene Zelle, eine Schöpferzelle, die sich in unserem System befindet. Man kann sagen: Das ist ein göttliches Wesen, das in allen unseren Körperzellen wohnen könnte. Es ist so perfekt und ewig wie die Schöpferkraft selbst. In ihm ist der Code des vollkommenen Zustands eingespeichert. Das heißt: vollkommene Gesundheit, Verbundenheit mit dem Körper, optimales Körpergewicht, strahlendes Aussehen, unendliche geistige Weite und seelische Kraft.

Die universelle Zelle befindet sich nicht irgendwo außerhalb von dir, sie ist ein Teil deines geistigen Ichs. Und weil sie ein Teil von dir ist, so bist du sie selbst. Du musst sie fühlen und durch das Fühlen wieder damit in den Kontakt kommen. Wenn du alle deine Zellen mit der universellen Zelle in Austausch, Harmonie und Fluss bringst, erfährst du deine wahre Göttlichkeit.
Es reicht aus, wenn du die nächste Übung einmal durchführst, sofern du sie mit jeder Faser deines Seins erlebst. Wichtig dabei ist, dass du alles tatsächlich fühlst und nicht nur denkst! Dann ist die Wirkung augenblicklich da und bleibt dir erhalten. Diese Übung stärkt den Körper insgesamt und beschleunigt die bereits laufenden Regenerationsprozesse. Sie stimmt dich sanft auf weitere Begegnungen mit dir selbst ein. Lies den Text einige Male durch, bis du ihn verinnerlicht hast. Dann führe die Übung durch oder lass dich von jemandem führen.

ÜBUNG: VERBINDUNG MIT DER UNIVERSELLEN ZELLE

Schließe deine Augen. Atme ruhig und gesammelt. Entscheide dich, deine Aufmerksamkeit zu der universellen Zelle fließen zu lassen. Lass dich von deinem Atem dorthin tragen. Sieh deine universelle Zelle an, fühle sie, erkenne sie. Wie sieht sie aus, was für eine Kraft fließt aus ihr, welches Potenzial, welche Qualität, welche Farbschwingungen hat sie?
Verbinde dich nun mit deiner universellen Zelle, entscheide dich für diese Verbindung. Entscheide dich für diesen vollkommenen göttlichen Zustand, der auch dein natürlicher, ursprünglicher Zustand ist. Nun bitte die universelle Zelle, sich mit all deinen Körperzellen zu verweben, und bitte sie, ihre vollkommene Matrix an alle anderen deiner Zellen zu übertragen. Fühle und sieh, wie es jetzt bereits geschieht! Und empfange nun deinen wahren Zustand, der dir rechtmäßig zur Verfügung steht!
Ich gratulierte dir zu dieser Verwandlung deines Ichs.

Nun fühle einige Augenblicke in dich hinein. Sage dir noch einmal: Ich nehme die Heilung an! Dann atme und fühle es, bevor du weiterliest, noch einen Augenblick in dir.

Tipp: Versuche, dir deine Kosmetik selbst herzustellen. Eine Bananen-Avocado-Maske stellst du her, indem du ein kleines Stück Banane und etwas Avocado zusammen zerdrückst, bis eine feine cremige Konsistenz entsteht. Auf das Gesicht auftragen, zehn bis zwanzig Minuten wirken lassen und dann mit lauwarmem Wasser abwaschen. Danach kannst du etwas Kokosöl in die feuchte Haut einmassieren. Das wirkt nährend und vitalisierend, es verjüngt und regeneriert die Haut.

Nun bist du auf dieser Station bereits wichtige Schritte gegangen. Du hast dir die Erlaubnis für die Heilung erteilt und dich selbst ermächtigt. Du hast deine Zellen umprogrammiert und dich mit der universellen Zelle verbunden. Ich gratuliere dir dazu und lade dich ein, dich noch tiefer mit deinem Körper zu verbinden, um den Weg der umfassenden Ganzkörperregeneration weiter zu beschreiten.

MEIN WUNDERSCHÖNER KÖRPER

Jeder Körper ist wunderschön. Es sind nur unsere Vorurteile und unsere Bewertungen, die ihn womöglich weniger attraktiv erscheinen lassen. Das beginnt bereits in der Kindheit und setzt sich dann in der Pubertät massiv fort. Wenn wir uns aber selbst nicht so annehmen, wie wir sind und wie wir aussehen, lehnen wir die Kraft und die Bestimmung ab, die in unserem Sein und in unserem Äußeren liegen. Jede Veränderung beginnt mit der Annahme, mit einem liebevollen Blick auf sich selbst, mit Selbstakzeptanz. Ohne Selbstannahme kann es keine Veränderung geben. Du musst deinem Körper

das tiefe Gefühl geben, dass er zu jeder Zeit geliebt wird. Das schafft dir eine Basis für die Heilung – und mit diesem Schritt entstehen die Veränderungen.
Um meinen Seminarteilnehmern eine Gelegenheit zu geben, sich ein Bild darüber zu verschaffen, wie es um ihre Selbstakzeptanz bestellt ist, beginne ich alle meine Kurse mit der Barometerübung, die du jetzt gleich an dir selbst ausprobieren kannst. Sie gibt eine klare Antwort auf die Frage: Wie wertvoll bin ich für mich selbst, wie gut, wie vollkommen und wie wunderbar?
Die Übung ist ähnlich wie »Die inneren Werte einstellen« (siehe Seite 84). Zeichne eine Skala von null bis zehn auf ein Blatt Papier oder stelle sie dir vor. Dabei entspricht null dem niedrigsten, zehn dem höchsten Stand der Wertschätzung deiner selbst. Bei welchem Wert liegst du? Welche Note gibst du dir? Sei jetzt ganz ehrlich mit dir selbst.

BAROMETERÜBUNG: WIE BEWERTEST DU DICH SELBST?

Stelle dir ein Glas mit Marmelade vor. Eine ganz besondere Marmelade aus wunderbaren, kostbaren Zutaten. Schau dir diese Marmelade an, wie wunderschön sie leuchtet, wenn die Sonne daraufscheint, und wie lecker und süß sie riecht und schmeckt. Diese tolle Marmelade im Glas – das bist du.
Werde zu dieser Marmelade und spüre, wie wunderbar und kostbar du als diese Marmelade bist. Schmecke dich und rieche dich!
Wenn du dir die Note zehn gegeben hast, gratuliere ich dir von ganzem Herzen. Genieße dich selbst!
Wenn du dich aber weniger gut eingeschätzt hast, dann stelle dir vor, wie du von deiner Marmelade etwas herauslöffelst, sodass nur noch so viele Löffel im Glas bleiben, wie du dich auf der Skala bewertet hast. Also wenn du dir Note sieben gegeben hast, dann nimm aus deinem Glas drei Löffel Marmelade heraus. Wenn du dir nur Note vier gegeben hast, sechs Löffel.

Nun spüre nach, wie es dir dabei geht: Wie fühlt es sich an, ohne die entsprechenden Anteile zu leben? Bleibe einen Augenblick dabei und empfinde es so intensiv wie möglich. Vollständig ist dieses Gefühl auf jeden Fall nicht. Deshalb müssen die fehlenden Anteile aufgefüllt werden. Was kommt also gewöhnlich in unsere »Marmelade« hinein? Ich würde sagen: irgendein Mist.

Also, du füllst genau so viele Löffel von irgendeinem Mist – dir wird schon etwas einfallen! – in dein Glas, wie du zuerst an leckerer Marmelade entnommen hast. Jetzt rührst du alles um und fertig ist dein Selbstbild! Koste davon, streiche es aufs Brot. Wie schmeckt es dir?

Und, nicht wahr, es schmeckt ... einfach furchtbar!!!

Interessant auch, dass selbst wenn nur ein halber Löffel Mist zugegeben wurde, nun die ganze Marmelade nicht mehr genießbar ist. Mist bleibt eben Mist – er verdirbt einfach alles!

Doch wir sind ja bescheiden. Wir fragen uns: »Wer bin ich, dass ich behaupten würde, schön und toll und wertvoll zu sein? Der oder die ist schön, toll und wertvoll – aber ich bin nicht so. So wie ich aussehe, mit dieser Figur ... ganz bestimmt nicht!«

Ist das wirklich deine Wahrheit, deine tiefste innere Wahrheit? Oder ist es eine Überzeugung, die du dir selbst erschaffen hast? Nach dem universellen Gesetz »Wie innen, so außen« bekommen wir das zurück, was wir in die Welt aussenden: Wie wir uns selbst bewerten, so bewertet uns also auch die Welt.

Also habe Mut und entscheide auch du dich zu 100 Prozent für deine Schönheit, deine Vollkommenheit, deine Liebe zu dir selbst! Ermächtige dich dazu!

Als ich vor elf Jahren eine ähnliche Übung das erste Mal unter Anleitung von Mirsakarim Norbekov machte, gab ich mir die Note sieben. Als ich die Wirkung meiner Bewertung in mir fühlte und schmeckte, entschied ich mich, mir in Zukunft immer die Note zehn zu geben. Auch an den Tagen, an denen ich meine Periode hatte. Auch dann, wenn ich schlecht gelaunt war oder mich krank fühlte. Und das mache ich noch heute so.

Die direkt hieran anknüpfende, folgende Meditation hilft dir nun ganz konkret dabei, deine wahre Schönheit und Präsenz zu entfalten. Auch dies ist eine Übung, die sich zum Aufnehmen anbietet – oder du lässt dich von deinem Partner oder einer Freundin führen.
Als ich diese Meditation das erste Mal selbst anwendete, fühlte ich mich tief berührt und spürte so viel Liebe und Verbundenheit in mir. Mein Körper vibrierte nur so vor Licht und Lebendigkeit und ich empfing jede Menge Botschaften. Mein Körper zeigte mir auf, was ich alles für ihn und mein ganzes Selbst tun könnte, wie ich mich ernähren, wie ich mich bewegen sollte, sogar welche Kleidung meinem Körpersystem am wohlsten tut.
Ich empfehle dir, diese Meditation wenigstens einmal durchzuführen. Du wirst sehen, wie sie dich zu dir selbst zurückführt, wie du in der Lage sein wirst, dich selbst zu empfangen. Denn dein Körper ist deine Heimat, die du nun bewohnen kannst.

MEDITATIONSÜBUNG:
»MEIN WUNDERSCHÖNER KÖRPER«

Lege dich bequem in Rückenlage hin. Schließe deine Augen. Entspanne dich, indem du bewusst ein- und ausatmest.
Spüre, wie dein Körper schwerer und schwerer wird. Stelle dir vor, dass aus deinem ganzen Körper Wurzeln in die Erde hineinwachsen – spüre, wie sie die Erdkruste durchdringen und dich mit unserer Leben spendenden, fürsorglichen Mutter Erde verbinden. Auch in die Luft steigen Wurzeln auf, die aus Luft bestehen. Sie verbinden dich mit dem alles durchdringenden weiten und liebevollen Himmel.

Nun gelangst du in deine innere Welt. Nimm wahr, wie sie sich anfühlt. Ob warm oder kalt, ob hell oder dunkel, freudig oder traurig, leise oder laut – nimm deine innere Welt so an, wie sie sich dir zeigt.

Und jetzt sage nachdrücklich mit deiner inneren Stimme: »Mein Körper ist wunderschön!«

Lausche in dich hinein, horche und fühle, was dieser Satz mit dir macht. Welche Gefühle und Bilder steigen in dir auf? Sind alle Teile in dir mit diesem Satz einverstanden? Oder fühlst du einen Protest in dir, und sei er noch so klein?

Wenn ja, dann spüre den Teil deines Körpers, in dem sich diese Empfindung ausdrückt. Nimm wahr, wie intensiv dieses Gefühl ist. Hat es vielleicht eine Farbe, eine Form oder sogar eine Stimme und möchte dir etwas mitteilen? Nimm diesen Teil deines Unterbewusstseins so an, wie er sich dir zeigt.

Frage diesen Teil, was er braucht, es könnte eine Farbe, ein Symbol oder ein Gefühl sein. Gib diesem Teil in dir das, was er braucht.

Sage erneut mit deiner inneren Stimme: »Mein Körper ist wunderschön!« Bekräftige diesen Satz, indem du ihm mehr Klarheit und mehr Kraft verleihst.

»Mein Körper ist wunderschön!«

Schicke diese Aussage in alle Teile deines Bewusstseins, erlaube ihr, überallhin zu fließen und dich voll und ganz zu erfüllen.

»Mein Körper ist wunderschön!«

Alles, was du über dich denkst, wird in deinem Körper gespiegelt. Mit der Behauptung »Mein Körper ist wunderschön!« schickst du die Gedanken der Schönheit an dein ganzes Wesen. Denke an deine Zellen und an deine DNA. In diesem Moment gibst du in deinen Körper ein neues Programm ein, sich neu und wunderschön anzulegen. Visualisiere deinen Körper so, wie du ihn zu sehen wünschst.

Visualisiere einen Lichtstrahl. Dieser warme Lichtstrahl erhellt jetzt dein Gesicht. Er leuchtet von innen und von außen. Schau

dich von der Seite an. Sieh, wie dein Gesicht leuchtet. Du lächelst und wirst jünger und jünger. Alle Spannungen werden vom Licht aufgenommen und transformiert.
Dein Gesicht ist ruhig und wunderschön, dein Haar ist prächtig, gesund und glänzend, deine Haut ist seidig und straff. Deine Zähne sind strahlend weiß, gesund und stark.
Der Lichtstrahl erhellt jetzt deinen Hals, deine Brust, die Schultern und die Hände, er wärmt und verjüngt. Deine Körperhaltung wird aufrecht und graziös. Du hast zarte, weiche Hände, schöne, glatte Haut und kräftige Nägel.
Der Lichtstrahl erleuchtet den Bauch. Sieh deinen schönen jungen Bauch und die schlanke Taille. Betrachte dich von hinten und bewundere deinen kraftvollen gesunden Rücken, deinen sinnlichen Po, die festen, geraden Beine.
Das Licht erhellt die Beine, Knie, Füße und Zehen und Zehennägel. Sieh nur, wie schön sie sind. Bewundere diesen Anblick. Nimm dieses Bild liebevoll und dankend in dich auf.
Der ganze Körper erstrahlt im Licht. Du hast dir gerade einen wunderschönen, jungen, gesunden Körper erschaffen. Atme dieses Bild in dich hinein. Nun lade alle Zellen deines Körpers von ganzem Herzen ein, sich nach diesem Bild zu richten, um diesen wunderschönen, strahlenden Körper zu erschaffen. Lade deine DNA-Moleküle ein, dieses Bild in sich aufzunehmen und zu speichern. Schicke ein Lächeln an sie alle, atme tief in dich hinein und sage: »Meine lieben DNA-Moleküle, öffnet euch diesem Bild! Richtet euch ab jetzt auf Schönheit und Gesundheit aus, denn das ist mein tiefster innerer Wunsch.«
Verbinde dich vollständig mit diesem Bild und seiner Energie. Atme es in dich ein. Atme es in jeden Winkel deines Seins, in alles, was du bist und was dich ausmacht.
Nun frage deinen Körper, ob er dir etwas mitteilen möchte. Gibt es vielleicht konkrete Schritte, die du befolgen solltest, um deinen Körper bei seiner Arbeit zu unterstützen?
Atme nochmals tief in dich hinein und sprich mit deiner inne-

ren Stimme: »Ich liebe dich, mein wunderschöner Körper! Ich liebe dich!«
Möglicherweise fühlst du in diesem Moment auch die Liebe deines Körpers zu dir.

Nachdem du diese Meditation durchgeführt hast, frage dich, wie es dir jetzt geht. Selbst wenn du sie jetzt noch nicht ausgeführt, sondern nur gelesen hast, kann sie trotzdem eine Wirkung auf dich haben. Also blicke in jedem Fall erneut auf dein Barometer. Welchen Wert zeigt es jetzt? Bist du bei zehn, dann gratuliere ich dir. Willkommen im Team der Schöpfer eigener Welten!
Sei aber nicht traurig, wenn du noch nicht beim optimalen Wert sein solltest. Lass dir Zeit, lehne dich deshalb nicht ab. Nimm dich an, so, wie du bist! Umarme dich selbst in deinen Gedanken und Gefühlen, sei für dich da und arbeite mit dem Buch weiter.
Je nach Bedürfnis kannst du diese Meditation ein- bis zweimal in der Woche durchführen. Sie schafft eine wichtige Grundlage für das Kommende.

Tipp: Reibe die Handflächen aneinander, um Energie zu erzeugen. Lege sie dann über deine geschlossenen Augen. Stelle dir dabei vor, dass aus dem Zentrum der Handflächen ein goldener, kosmischer Energiefluss tritt, der von den Augen aus deinen ganzen Körper erfüllt. Streichle nun liebevoll dein ganzes Gesicht. Streichle deinen Hals, dein Dekolleté und den Nacken.
Du kannst das dreimal oder öfter am Tag tun. Es durchblutet, bringt frische Energie, glättet Falten und belebt.

ARBEIT MIT DEM FOTO UND DER KRAFT DER VIER ELEMENTE

Durch meine schamanische Arbeit bin ich mit den Elementarkräften der vier Himmelsrichtungen vertraut und habe herausgefunden, dass diese Kräfte auf natürliche Weise transformierend und verjüngend wirken. Dafür habe ich eine spezielle Übung entwickelt. Sie ist sehr kraftvoll, ihre Wirkung manifestiert sich sichtbar im und am Körper.
Lies den folgenden Text aufmerksam durch, verinnerliche ihn, nimm ihn auf oder lass dich von einer vertrauten Person führen – und schon kann es losgehen.

ÜBUNG: ARBEIT MIT DEM FOTO UND DER KRAFT DER VIER ELEMENTE

Für diese Übung brauchst du ein Foto von dir, auf dem du dich selbst als schön, gesund, vital und jung empfindest. Diese Übung ist sehr wirksam und hilft dir dabei, dein jugendliches Gesicht zu erhalten oder wiederzugewinnen.
Setze dich bequem hin. Schließe deine Augen, spüre in dich hinein.
Nimm deinen Körper und deinen Atem wahr. Sei gegenwärtig in dir.
Lass dein Bewusstsein noch mehr nach innen gleiten und wende dich innerlich zum Element der Luft hin.
Sprich Satz für Satz: »Luft, ich rufe dich. Komm und durchflute mich mit deiner klärenden Kraft. Fege das Abgestandene, Alte, Muffige hinweg und erfülle mich mit Süße, Frische und Bewegung in meinen physischen und feinstofflichen Körpern.«
Fühle, wie die Kraft der Luft allgegenwärtig in dir wird, dich voll und ganz durchströmt. Öffne dich dafür und erlaube dem Wind, dich zu tragen, zu dir selbst, zu deiner wahren göttlichen Essenz zu führen.

Jetzt wende dich innerlich dem Feuer-Element zu.
Sprich Satz für Satz: »Feuer, ich rufe dich! Komm und durchströme mich mit deiner transformierenden Kraft. Verbrenne das Überholte, Verbrauchte und Vermoderte. Fege durch mich hindurch und entzünde die Flammen des neuen Lebens in mir.«
Nimm wahr, wie das Feuer sich in deinem Inneren ausbreitet, dich erwärmt, dich zu deinem wahren, schöpferischen Leben erweckt.
Wende dich nun innerlich dem Element des Wassers zu.
Sprich Satz für Satz: »Wasser, ich rufe dich, komm und durchflute mich mit deiner reinigenden Kraft. Wasche das Alte und Verkrustete weg. Tränke mich mit deiner Leben spendenden Feuchtigkeit, die mich erfrischt und belebt.«
Fühle, wie die Kraft des Wassers in dir präsent wird, dich durchflutet und dich mit dir selbst verbindet.
Jetzt wende dich innerlich dem Element der Erde in dir zu.
Sprich Satz für Satz: »Erde, ich rufe dich! Komme und erfülle mich mit deiner fürsorglichen Kraft. Durchdringe meinen Körper mit Wachstum und Leben, um meinen Geist in der Materie auszudrücken.«
Spüre, wie auch die Erde sich mit dir verwebt, dir Kraft und Stärke verleiht, damit du deine Absicht in deinem Körper manifestieren kannst.
Jetzt nimm das Foto von dir. Schau es dir an. Und dann verbinde dich mit der Kraft der vier Elemente in dir, die du eben zu dir gerufen hast.
Fühle diese Kraft in dir, sei selbst diese Kraft.
Nun tauche mit deinem Bewusstsein in das Foto von dir hinein, spüre, wie du dich in dir selbst auflöst, mit diesem Bild verschmilzt, eins wirst.
Spüre, wie die Kräfte der vier Elemente jetzt beginnen, in dir zu arbeiten, um deinen Wunsch zu erfüllen, dein früheres Aussehen, Lebendigkeit und Elastizität mit dem Jetzt zu verflechten.

Lass dieses Gefühl in alle deine fünf Körper ausstrahlen und wirken: in deinen physischen Körper, in deinen ätherischen, mentalen, emotionalen und auch in deinen spirituellen Körper. Nimm wahr, wie es in deinem ganzen Körper wirkt. Spüre, wie dein gewünschtes Aussehen von innen zu leuchten beginnt. Fühle und nimm es in dich auf.
Willkommen in deiner neuen Realität!

Meine Seminarteilnehmer bestätigen mir, dass, wenn sie zwei- bis dreimal pro Woche auf diese Art und Weise übten, auch in ihrer Umgebung sich etwas veränderte. Den Menschen um sie herum fiel offenbar etwas auf, und sie reagierten darauf. Vielleicht wirst auch du länger und interessierter angeschaut und gefragt werden, warum du so gut gelaunt und vital wirkst.

Weitere Ideen zur Arbeit mit Fotos

Als ich etwa 23 Jahre alt war und mich noch gar nicht für das Thema Verjüngung interessierte, lernte ich Albert Ignatenko kennen, den berühmten ukrainischen Geistheiler. Ich war wie gebannt von seiner magnetischen Erscheinung. Er sah nicht einfach nur sehr gut und jugendlich aus, er leuchtete geradezu. Als ob ein Licht in seinem Inneren wäre. Er schenkte mir damals ein russisches Buch über Chakra-Energie und riet mir, mehr darüber zu lernen. Außerdem erfuhr ich von ihm, dass er mit seinem Foto arbeitete. Ich habe seine Methode nicht direkt kennengelernt, aber sie scheint hervorragend zu wirken, denn ich finde, dass er sich bis heute – also rund 20 Jahre später – äußerlich kaum verändert hat.
Eine interessante Art und Weise, mit dem eigenen Foto zu arbeiten, beschreibt die russische Schamanin Olga Kharitidi in ihrem Buch »Das weiße Land der Seele« (siehe Literatur). Im Prinzip geht es bei dieser Methode um Biografiearbeit, das heißt um die gedankliche und gefühlsmäßige Beschäftigung

mit der eigenen Vergangenheit, in dem Sinne, dass die Vitalität und Jugendlichkeit des eigenen Körpers auf mentalem Wege in die Gegenwart geholt werden.
Ordne dazu Fotos von dir selbst in chronologischer Reihenfolge – vielleicht hast du sogar schon ein Fotoalbum, wo das so ist. Schau diese Bilder nun jeden Abend vor dem Schlafengehen an. Dabei beginnst du mit den aktuellen Fotos und gehst immer weiter in die Vergangenheit: Jugendzeit, Pubertät, Kindheit, Kleinkindalter, Babyzeit. Danach legst du dich schlafen. Lass dein Unterbewusstsein arbeiten, im Schlaf wird es deine biologische Zeit umkehren.
Auch ich habe mir so ein Album angelegt. Schon das Aufkleben der Fotos mit der Absicht, mich damit zu verjüngen, versetzte mich in freudige Erregung. Vor dem Schlafengehen, beim Umblättern der Seiten, während man die Fotos betrachtet und dabei in der eigenen Lebenszeit zurückgeht, merkt man, wie der eigene Körper sich entspannt und in eine wohltuende Energie eingebettet wird.

Tipp: Jedes Mal, wenn du frische Gurken für deinen Salat schneidest, schneide eine Scheibe ab und reibe damit dein Gesicht, den Hals und, wenn du magst, auch die Handrücken ab. Gurken wirken sehr basisch und sind eine Wohltat für unsere Haut. Lass die Feuchtigkeit einfach in die Haut einziehen, du musst sie nicht abwaschen. Mit der Zeit wird deine Haut klar und fein werden.

Schau in den Spiegel und erkenne dich selbst

Ein Spiegel ist ein sehr machtvolles, geradezu magisches Instrument. Denn ein Spiegel ist ein Tor in die Anderswelt, in die Welt der Geister. Die Geister können über den Spiegel zu uns reisen, und auch wir können mittels eines Spiegels die nicht alltägliche Realität der Schamanen betreten. Jene Teile unserer selbst, die wir unbewusst ablehnen, können durch den Spiegel in das Geisterreich flüchten und bleiben dann in die Spiegelwelt verbannt. Manchmal erscheinen sie uns dann als furchterregende Gestalten, und wir erschrecken vor unserem eigenen Spiegelbild. Dann haben wir im Unterbewusstsein das Spiegelland betreten und einige Seelenanteile dort verloren. Man kann aber auch bewusst eine schamanische Reise dorthin unternehmen und sich selbst wiederfinden.

Dem eigenen Spiegelbild sollte man stets freundlich und liebevoll begegnen. Dennoch gibt es leider viele Frauen und auch Männer, die sich im Spiegel sehr kritisch betrachten und dabei mit Nachdruck so etwas denken wie: »Das ist ja schlimm!« oder »Ich sehe ja wirklich furchtbar aus …«

Bitte tu das nicht. Nimm dich voll und ganz an, verleugne keinen einzigen Teil von dir selbst, damit er nicht »flüchtet«. Ohne das Annehmen geschieht keine Veränderung. Willst du dich verändern, willst du, dass dein Körper sich verändert, sich verjüngt und wieder gesund wird, dann nimm ihn voll und ganz so, wie er ist, an. Das ist ein wichtiger Aspekt der Ermächtigung. Ein Spiegel kann dir dabei gute Dienste leisten.

Hier eine ganz einfache Übung dazu:

ÜBUNG: ARBEIT MIT DEM SPIEGEL

Schau dich im Spiegel an. Einfach nur anschauen, ohne etwas an dir zu bewerten. Schau dein Abbild lange an. Es ist gut, wenn du mindestens zwei bis sechs Minuten dabeibleibst. Blicke dir auch tief in die Augen und spüre aufmerksam und liebevoll, wie es dir dabei geht.

Es kann sein, dass es dir anfangs ungewohnt, vielleicht sogar unangenehm erscheint, dich so nah und so lange anzuschauen. Aber du wirst herausfinden, dass du dich nach und nach entspannst – im Gefühl und im Gesicht gleichermaßen. Du genießt es, wie alles in dir ruhiger wird, wie die Energie zu flie-

ßen beginnt. Und du wirst dich mit allem, was du bist, innerlich verbinden.
Schau dich einfach weiter an. Du bewertest jetzt nichts. Du nimmst dich mehr und mehr an.
Dann kannst du dir selbst zulächeln und dir sagen: »Ich liebe dich!«
Gerade wenn du ein Problem damit hast, sollte das ab jetzt eine tägliche Medizin für dich werden. Deine Abwehr schwindet mit jedem Tag ein bisschen weiter, weil dein Unterbewusstsein »Ja« zu dir zu sagen beginnt. Auch dein Körper beginnt dir zu glauben. Ja, auch er kann glauben, dein Körper.
Die Liebe zu dir selbst beginnt sich auf allen Ebenen deines Systems auszubreiten und du wirst spüren, wie du dich mehr und mehr nach innen hin öffnest. Das klärt deinen Verstand, macht die Gefühle weicher und den Körper elastischer. Er wird sich damit ganz von selbst wieder in seine ursprüngliche Beweglichkeit und Spannkraft zurückführen.

Tipp: Schau dich morgens im Spiegel an, freundlich und liebevoll. Sage dir »Guten Morgen, mein Schatz. Heute wird ein wunderschöner Tag. Ich bin für dich da. Ich liebe dich!« Lächle dich dabei an!

Meine Freundin Cambra Skadé, eine Schamanin und Künstlerin, küsst sich zur Begrüßung am Morgen an ihrer Schulter. Probiere gleich, wie es wirkt. Kopf nach rechts drehen, rechte Schulter küssen, danach Kopf nach links drehen, linke Schulter küssen. Kopf geradeaus, lächeln – und die Liebe von dir selbst empfangen.

Energetisches Facelifting

Beim energetischen Facelifting geht es nicht etwa darum, schnell Falten zu reduzieren. Sondern es geht um das Bewusstsein der Zellen. Jede Zelle wird an ihren ursprünglichen

Zustand der Gesundheit, Schönheit, Elastizität erinnert. Dass auch die Falten dabei verschwinden, ist ein angenehmer Nebeneffekt. Man fühlt sich nach dieser Meditation einfach großartig.

Ich habe die Übung in verkürzter Form bereits vor einiger Zeit ins Internet gestellt – du findest sie auch auf meiner Website (Link siehe Anhang) unter »Videos/Meditationen von Lumira«. Seither bekomme ich immer wieder Rückmeldungen, meist von Frauen, dass sie durch diese Meditation begonnen haben, sich in ihrem Körper bewusster »zu Hause« zu fühlen. Manche schreiben, dass sie sich inniger zu lieben gelernt und mehr Selbstwertgefühl erlangt haben. Andere berichten, dass sie ihren Alltag ruhiger und entspannter angehen. Der Grund ist eine tiefe Entspannung, die sich nicht allein, aber sehr deutlich im Gesicht zeigt. Ich benutze diese Meditation deshalb vor wichtigen Terminen und stelle mir vor, dass ich dann umwerfend aussehen werde – offenbar wirkt es jedes Mal.

Nimm den Text zur Übung selbst auf oder höre sie dir im Internet an.

ÜBUNG: ENERGETISCHES FACELIFTING

Suche dir einen Ort, an dem du ungestört bist. Setze oder lege dich bequem hin, halte deine Wirbelsäule gerade und schließe die Augen. Atme tief ein und langsam wieder aus.

Visualisiere in deinen Gedanken eine wunderschöne grüne Wiese. Hier ist alles friedlich und harmonisch. Du legst dich auf den weichen Rasenteppich und nimmst wahr, wie er deinen Körper annimmt und liebevoll einbettet.

Ein goldener Sonnenstrahl berührt dein Gesicht, zärtlich und liebevoll. Du fühlst, wie er deine Zellen wärmt und beruhigt. Spüre, wie dieser warme Sonnenstrahl dich mit Licht und Liebe erfüllt. Nimm dieses zärtliche Umsorgtsein in dich auf. Fühle, wie der Sonnenstrahl dich streichelt, wie er deine Seele beruhigt, wie er deine Haut glättet und belebt. Der Sonnenstrahl nimmt alle Verhärtungen und Verspannungen im Kopfbereich in sich auf – nacheinander die in deinem Kiefer, die um Mund und Augen herum, auf Stirn und Kopfhaut sowie im Nacken – und verwandelt sie in reine Sonnenenergie, die dich wärmt und zum Strahlen bringt. Visualisiere, wie das Sonnenlicht von außen her deine Haut liebkost und wohltuend ins Körperinnere hineinfließt. Es fühlt sich so angenehm und friedlich an.

Nun nimmst du wahr, wie auch in deinem Inneren ein Licht erwacht und aufleuchtet. Angezündet von dem Sonnenlicht, wird jetzt deine innere Sonne im Solarplexus aktiv. Sie erglüht in einem nährenden, heilsamen Licht, um nun von innen her dein Gesicht zu liebkosen. Die zwei flammenden Lichtstrahlen treffen sich in jeder Körperzelle, und die Zellen beginnen dadurch zu vibrieren und zu schwingen.

Die Energie weitet sich aus und fließt in alle Zellen, auch in die Zellenzwischenräume, sie erfüllt und nährt deinen ganzen physischen Körper.

Die pulsierende, schwingende Energie fließt weiter in deinen emotionalen Körper und nährt jede deiner Emotionen und jedes deiner Gefühle.

Die Energie breitet sich im mentalen Körper aus, erfüllt jeden Gedanken und deine ganzen Glaubenssätze. Sie verwandelt damit die Überzeugungen, die du über deine eigene Vergangenheit hegst.

Nimm es wahr! Erlaube dir, die Verwandlung geschehen zu lassen.

Diese Verwandlung verändert das Bewusstsein jeder Zelle, ja, deine ganze DNA. Atme sie in dich hinein. Und fühle, wie das in deinen Gesichtszügen, in der Haut und im Nacken wirkt.

Die schwingende Energie des Sonnenstrahls verwandelt auch deine Erwartungen und Vorstellungen in Bezug auf deine Zukunft. Erlaube dir, auch diese Verwandlung geschehen zu lassen.

Fühle, wie diese grundlegende, nachhaltige Verwandlung das Bewusstsein jeder deiner Körperzellen und deine gesamte DNA verwandelt. Und spüre mit jeder Faser, wie sie in deinen Gesichtszügen wirkt. Wie fühlen sich jetzt dein Kiefer, dein Mund, deine Augen, die Stirn, der Nacken und die Kopfhaut an?

Du nimmst jetzt wahr, wie die Energie sogar in deinem spirituellen Körper zu erstrahlen beginnt und immer heller und heller, immer wärmer und wärmer wird. Dieses unglaublich wohltuende Licht strahlt bis in den Raum um dich herum aus! Spüre auch auf dieser Ebene, wie es in deinen Gesichtszügen wirkt. Wie fühlen sich hier dein Kiefer, der Mund, die Augen, die Stirn, der Nacken, die Haut und die Kopfhaut an?

Erkenne, wie tief und ruhig du atmest, nachdem du diese Verwandlungen durchlaufen hast. Wie harmonisch und entspannt sich dein Gesicht von innen her anfühlt. Und wie siehst du es jetzt von außen – von der Ebene der Verwandlung her? Verbinde dich mit diesem Bild und diesem Gefühl, dann atme es in jede Zelle deines Körpers, in die DNA, in alle Zellzwischenräume und in die Aura.

Verweile noch einen Moment in dieser wohltuenden Energie, bedanke dich bei dir selbst dafür, dass du dir Zeit für dich genommen hast, dass du dich um dich selbst gekümmert hast. Schicke deine Liebe und deine Dankbarkeit deinem Körper, deinen Zellen ... schicke Licht und Anerkennung.

Atme tief ein und öffne in deinem eigenen Tempo die Augen.

Nun hast du auch gelernt und verstanden, wie wichtig es ist, dich selbst anzunehmen und dich immer als wertvoll zu betrachten. Du hast gelernt, deinen Körper zu lieben und dein Aussehen positiv zu beeinflussen. Das ist schon ziemlich viel, was du dir selbst geschenkt hast!

DIE ENERGIE DER FRAU – DER WEIBLICHE KÖRPER

Um unseren Körper voll und ganz zu regenerieren, brauchen wir innere Ausgewogenheit. Auch Männer haben eine weibliche Seite – wie Frauen auch eine männliche. Beide Seiten müssen harmonisch miteinander ausgeglichen sein, und das fängt damit an, dass sie auch beide die gleiche Wertschätzung von uns erhalten. Nur dann können wir überhaupt daran arbeiten, als ganzheitliche Wesen im Einklang mit unserem wahren Selbst zu leben. Erst dann mag sich unser Herz öffnen und die Liebe strömen lassen. Und wir werden in der Lage sein, eine Partnerschaft als eine Bereicherung zu erfahren, als ein Geschenk unseres Lebens an uns selbst und unsere Partner. Dann muss nicht mehr miteinander gekämpft werden. Ein Geschlecht muss dem anderen nichts aufdrängen und beweisen. Es kehrt Frieden ein, in unserem eigenen Heim und auf dem ganzen Planeten Erde. Auch dieser Friede bringt die Regeneration von Körper, Seele und Geist mit hervor und erzeugt höhere Schwingungen des Lichts in jeder einzelnen Zelle.
Öffne dich nun für die tiefe Heilung der beiden Wesen in dir – des Männlichen und des Weiblichen – und erfahre deine Erneuerung und deine Ganzheit.
Wenn du ein Mann bist, kannst du nicht jede Meditationsübung in diesem Kapitel durchführen, weil du einige der angesprochenen Organe nicht besitzt. Übungen speziell für Männer findest du ab Seite 144. Indes, was die Brustmeditationsübung angeht, weiß ich von einigen Männern, die es auf meinen Workshops ausprobiert haben, dass es für sie sehr interessant, bewegend und heilend war. Denn auch Männer haben Brüste, auch wenn diese nicht so sichtbar sind wie bei uns Frauen.
Die folgende Meditation schafft einen inneren Ausgleich zwischen deiner Vergangenheit und deiner Zukunft, sie bringt dich sanft in deine Mitte, sie verbindet dich mit dir selbst.

Falls du Probleme in deinen Brüsten hast, etwa einen Knoten oder Brustschmerzen, dann hilft es dir sicher, diese Meditation öfter durchzuführen. Ansonsten sollte einmal reichen. Du kannst diese Übung aufnehmen oder dich von deinem Partner oder einer Freundin leiten lassen. Höre dabei vielleicht auch schöne, ruhige Musik.

MEDITATIONSÜBUNG: REISE IN MEINE BRÜSTE

Lege dich in Rückenlage hin und mache es dir ganz bequem. Lege die Hände auf deine Brüste. Schließe die Augen und atme bewusst ein und aus.

Lass dich von der Musik in deine innere Welt tragen. Atme dich in dein Inneres hinein. Und nun wanderst du in deiner Vorstellung in deine linke Brust, als ob du darin spazieren gehen würdest.

Du beginnst deine linke Brust von innen her wahrzunehmen. Was entdeckst du? Was nimmst du wahr? Du schaust und fühlst, ob es hier Farben, Formen oder sogar Landschaften gibt. Vielleicht hörst du Klänge, Melodien, Lieder. Möglicherweise nimmst du Gerüche wahr.

Mache es dir in deiner linken Brust ein bisschen gemütlich. Vielleicht erscheint jetzt eine Hängematte, ein Liegestuhl oder ein Bett und lädt dich dazu ein, dich zu entspannen. Du legst dich hin und verbindest dich mit dem Raum deiner linken Brust, was immer in ihm enthalten ist. Nimm alles bewusst wahr: deine inneren Bilder, dein Körpergefühl, deinen Atem, deine emotionale Welt.

Die linke Brust hat mit deiner Vergangenheit zu tun. Denke darüber nach und meditiere über deine Vergangenheit.

Schau, welche Bilder und welche Aspekte dir spontan in den Sinn kommen und in den Vordergrund getragen werden. Lass alles zu, verdränge nichts. Sage deiner Vergangenheit, dass sie jetzt da sein darf.

Sage deiner Vergangenheit: »Ich segne dich! Ohne dich wäre

ich nicht das, was ich bin. Genau das schätze und achte ich. Dafür bin ich mir selbst dankbar, und ich liebe mich genau so, wie ich bin!«

Frage dich: Wie nährt mich meine Vergangenheit?

Lass Bilder und Emotionen aus deiner Vergangenheit in dir aufsteigen, die dich nähren. Sieh und empfinde diese Bilder, atme sie in dich hinein und verbinde dich damit.

Nimm wahr, wie du genährt wirst.

Frage dich nun: Welche Aspekte und Begegnungen aus meiner Vergangenheit wirken auf mich stärkend und aufbauend?

Lass die Bilder und Emotionen in dir aufsteigen, die dich stärken und aufbauen. Sieh und empfinde, verbinde dich damit.

Frage dich erneut: Wie licht- und liebevoll ist meine Vergangenheit?

Lass die Bilder und Emotionen in dir aufsteigen, die dich mit Licht und Liebe durchdringen.

Atme es, verbinde dich damit.

Erkenne, dass du immer die Wahl hast, mit welchen Bildern und Emotionen du dich nährst und dein Leben erfüllst. Jedes Erkennen und jedes Erwachen findet auch in deinem Körperraum statt.

Nimm jetzt nochmals deine linke Brust wahr. Wie fühlt es sich jetzt hier an?

Deine linke Brust hat auch mit der Gewissheit zu tun, dass du dich auf deine Intuition verlassen darfst. Erkenne, wie du jetzt mit deiner Intuition verbunden bist. Wie präsent ist sie in dir? Entscheide dich bewusst dafür, dich mit deiner Intuition auf eine optimale Weise zu verbinden. Welche Farbe kommt dir gerade in den Sinn, um dich dabei zu unterstützen?

Atme diese Farbe, vereinige dich mit ihr, werde selbst zu dieser Farbe. Und fühle, wie deine Intuition in dir wach wird, wie ein ganz hohes Bewusstsein in dir erwacht, eine unmittelbare Präsenz der Wirklichkeit und Wahrheit. Spüre, wie sich deine linke Brust dabei anfühlt.

Bedanke dich bei deiner Brust für deine Erkenntnisse. Schicke ihr dein Lächeln und deine Liebe. Sage ihr: »Ich liebe dich, mein Schatz, ich bin immer für dich da!«
Jetzt wanderst du in deiner Vorstellung in deine rechte Brust, als ob du darin herumspazieren würdest.
Du beginnst deine rechte Brust von innen her wahrzunehmen. Was siehst du? Was nimmst du wahr? Du schaust und fühlst, ob es auch hier Farben, Formen oder vielleicht Landschaften gibt. Möglicherweise hörst du Töne, Melodien, Lieder und nimmst auch Düfte wahr.
Auch hier in deiner rechten Brust erscheint eine Hängematte, ein Liegestuhl oder ein Bett und lädt dich ein, dich zu entspannen. Du legst dich hin und verbindest dich mit diesem Raum deiner rechten Brust. Nimm alles mit all deinen Sinnen wahr, deine inneren Bilder, dein Körperempfinden, deinen Atem, deine Gefühlswelt.
Die rechte Brust hat mit deiner Zukunft zu tun. Denke darüber nach und meditiere über deine Zukunft.
Schau, welche Bilder, Wünsche und welche Sehnsüchte dir in den Sinn kommen. Lass alles zu, verdränge nichts. Heiße deine Zukunft willkommen, sage deiner Zukunft, dass sie jetzt da sein darf. Sage ihr: »Ich segne dich! Ich freue mich auf dich, und ich öffne mich all meinen Aspekten in der Zukunft!«
Frage dich: Wie nährt mich meine Zukunft?
Lass Gefühle in dir aufsteigen, die dich nähren. Empfinde und atme sie in dich hinein, verbinde dich damit. Nimm wahr, wie du jetzt aus deiner Zukunft heraus genährt wirst.
Frage dich wieder: Welche Aspekte aus meiner Zukunft stärken mich und bauen mich auf?
Dann lass Gefühle in dir aufflammen, die dich stärken und aufbauen. Fühle und atme sie in dich hinein und verbinde dich damit.
Frage dich: Wie licht- und liebevoll ist meine Zukunft?
Nimm deutlich wahr, welche Emotionen in dir auftauchen, die

dich mit Licht und Liebe durchdringen. Atme sie ein, verbinde dich damit.

Erkenne, dass du immer die Wahl hast, mit welchen Gefühlen du dich nährst und dein Leben erfüllst.

Nimm jetzt deine rechte Brust nochmals wahr. Wie fühlt es sich hier an, wie sieht es hier jetzt aus?

Deine rechte Brust hat auch mit der Überzeugung zu tun, dass du selbst für dich sorgen kannst. Fühle, wie du jetzt damit verbunden bist. Fühlst du dich von dir selbst versorgt? Welche Farbe kommt dir gerade in den Sinn, die dich dabei unterstützen kann, für dich selbst zu sorgen?

Atme diese Farbe, verbinde dich mit ihr, werde selbst zu dieser Farbe. Und fühle, wie du dich dadurch mit dir selbst verbindest, wie alle deine inneren Schätze zu dir hinfließen und dir all das geben, was du für dein Leben benötigst. Nimm wahr, wie sich deine rechte Brust dabei anfühlt.

Bedanke dich bei deiner Brust für deine Erfahrungen. Schicke ihr dein Lächeln und deine Liebe. Sage ihr: »Ich liebe dich, mein Schatz, ich bin immer für dich da!«

Nun nimm deine beiden Brüste zusammen wahr, streichle sie, massiere sie leicht und liebevoll. Fühle, wie deine Liebe sie erfüllt, wie deine Dankbarkeit sie zu vollem Leben erweckt, dazu, dich vital und lebendig zu fühlen. Du bist da, du bist jetzt, du bist bei dir.

Atme tief in den Bauch hinein. Dann strecke dich, gähne und öffne die Augen …

Und, weil es so wichtig ist, gleich noch eine Gelegenheit, um die weiblichsten Teile in dir mit Lebensenergie und harmonischem Wohlgefühl zu versorgen. Die nächste Meditationsübung für den Unterleib gehört zu meinen absoluten Favoriten. Auch Norbekov empfiehlt uns Frauen, sie fünfmal pro Woche durchzuführen. Es ist eine Übung, die aus der Tradition der weisen Frauen Russlands stammt und auch eine gewisse Ähnlichkeit mit bestimmten taoistischen Energie-

übungen aufweist. Sie wird noch heute in vielen Teilen Asiens praktiziert. Ich mag insbesondere an ihr, dass sie das schlechthin Weibliche in uns anspricht. Für Männer habe ich eine korrespondierende Übung selbst entwickelt, für den Beckenboden des Mannes (siehe Seite 146).
Nimm den Text auf oder lass dich von einer Freundin oder deinem Partner anleiten. Höre dazu schöne Musik.

MEDITATIONSÜBUNG: MEIN UNTERLEIB

Lege dich hin und mache es dir ganz bequem. Lege die Hände sanft auf deine Leisten. Schließe deine Augen und erlaube dir, dich ganz zu entspannen.
Atme tief ein und vollständig wieder aus. Mit jedem Einatmen versinkst du tiefer und tiefer in dir selbst.
Male dir aus, wie ein Lichtstrahl aus dem Universum in deinen Unterleib fließt und sich dort wie in einer Schale sammelt. Das Licht formt sich darin zu einer Lichtkugel, die in allen Farben sanft erstrahlt. Spüre, wie sie deinen Unterleib erwärmt und ihn belebt.
Atme bewusst und nimm wahr, wie die Kugel sich beim Einatmen ausdehnt und dabei ihre regenerierende Kraft verströmt und wie sie sich danach beim Ausatmen wieder in sich zusammenzieht, um neue Kraft in sich zu versammeln.
Und nun ziehst du bei jedem Ausatmen deine Beckenbodenmuskeln zusammen und beim Einatmen lässt du sie wieder los. Beim Einatmen wird die Energiekugel groß und füllt den Unterleib komplett aus. Beim Ausatmen wird sie klein und du spannst alle Beckenbodenmuskeln wieder an. Wiederhole das 18- bis 36-mal und entspanne dich vollkommen.
Bewusstes Gewahrsein erfüllt nun deinen gesamten Unterleib. Schicke dein Lächeln, deine Dankbarkeit, deine Liebe dorthin, ins Zentrum deiner Weiblichkeit.
Konzentriere dich wieder auf die Energiekugel in deinem Be-

cken und verkleinere sie auf Golfballgröße. Spürst du, wie die Kraft sich konzentriert?
Jetzt kann diese leuchtende, vor Energie nur so sprühende Kugel sich überallhin in deinem Becken bewegen, dabei die inneren Organe massieren und ihnen eine ungekannte Vitalität verleihen.
Massiere mit der Energiekugel deine Gebärmutter, die Eierstöcke, deine Vagina, die Schamlippen, deinen Anus und alle Muskeln und Gewebe in deinem Becken – alles wird von der pulsierenden Lebenskraft der Lichtkugel energetisiert.
Dann spüre nach.
Fühle, wie das Licht immer noch deinen Unterleib erleuchtet, erwärmt und regeneriert. Nimm wahr, wie es dein Gefühl berührt und den ganzen Körper mit Leben und Liebe erfüllt.
Schicke jetzt Dankbarkeit und Wertschätzung an deine Geschlechtsorgane, an deinen ganzen Unterleib, an den gesamten Körper.

Tipp: Wenn du in deinem Job viel sitzt, dann bewege immer wieder einmal deine Beckenbodenmuskeln: Spanne deinen Anus, die Muskeln der Vagina, spanne alle Muskel des Beckenbodens, halte die Spannung einen Augenblick und entspanne dann. Wiederhole das mindestens sechsmal.

NICHT NUR FÜR FRAUEN: DIE RECHTE KÖRPERSEITE – DAS MÄNNLICHE ANNEHMEN

Wenn wir Frauen Männern prinzipiell mit Reserviertheit, Skepsis, ja Ablehnung begegnen, lehnen wir auch unsere eigene männliche Seite ab. Genauer gesagt: Wir unterdrücken und verteufeln bestimmte Anteile von uns selbst.
Die rechte, die männliche Seite des Körpers hat mit unserer Zukunft zu tun. Das heißt, dass wir mit einer pauschalen

Ablehnung des Männlichen auch unsere eigene Zukunft zerstören. Kinder gehören zu unserer Zukunft, also geben wir diese Zerstörung und Aggressionen auch unbewusst an unsere Kinder weiter. Und dann wundern wir uns womöglich darüber, dass diese dann zerstörerisch und aggressiv werden, ob gegenüber anderen oder sich selbst, und das ihrerseits dann wieder unbewusst, aber höchst wirksam an die nächste Generation weitergeben.
Es bedarf einer kraftvollen Entscheidung, damit unsere Zukunft endlich durch unsere Gegenwart geheilt werden darf. Sprich jetzt: »Ich, (dein Name), entscheide mich mit aller Kraft meines gegenwärtigen Geistes, meine männliche Seite zu ehren, zu achten und zu lieben, genau so, wie sie ist!«
Dann lausche in dich hinein und spüre, wie dadurch ein Strom der Heilung in dir zu fließen beginnt.

Tipp: Stelle dir eine Liste zusammen, in der du alles aufzählst, was du an Männern und männlichen Eigenschaften, Gaben und Qualitäten schätzt. Was ist das Positive an männlicher Energie? Lass die Liste eine Zeit lang an einer Stelle liegen, damit sie dir immer mal wieder in die Augen fällt. Nimm sie zur Hand und studiere sie wiederholt. Diese Aussagen werden langsam in dein Unterbewusstsein einsinken und dabei helfen, deine Zellen im gewünschten Sinne umzuprogrammieren.

Ich erinnere mich an eine Frau, die ihren Sohn aufgrund einer Vergewaltigung bekommen hatte. Er wurde ihr einziges und sehr geliebtes Kind. Sie hat nie geheiratet und nie eine Beziehung geführt. Sie verabscheute und fürchtete Männer. Ihren Sohn dagegen idealisierte sie. Er aber bekam große Probleme im Leben. Die Ablehnung seiner Mutter gegenüber allem Männlichen hatte seine männliche Energie zerstört. Seine Aura war klein, er erkannte seine Potenziale nicht. Als die Frau zu mir kam, führte ich sie durch die Übung zum Zeugungsprozess (siehe Seite 72). Das war für sie sehr heilend und für ihren Sohn noch mehr. Denn die Mutter empfing ihren Sohn auf der energetischen Ebene erneut, diesmal aber auf eine liebevolle Weise, im Einklang mit der göttlichen Kraft unseres Geschlechts.

Obwohl der Sohn davon nie erfuhr, muss es doch eine erhebliche Wirkung auf ihn gehabt haben. Es ging ihm von diesem Tag an jedenfalls deutlich besser. Das ist für mich ein schöner Beweis dafür, dass auf den inneren Ebenen alles mit allem zusammenhängt und dass zwischen Menschen, die sich lieben, schier unglaubliche, heilsame Kräfte walten. Indem die Frau ihre männliche Seite in sich zuließ, anerkannte und heilte, war das nicht nur für sie ein wirklicher Heilungsprozess. Sie hat es damit auch in ihrem Sohn ausgelöst, dass er in ein neues, besseres Leben eintreten konnte.

Leider geben viele Mütter ihre negativen Erfahrungen mit Männern an ihre Kinder weiter, auch wenn sie dies nicht wollen – es geschieht ja unbewusst. Denn damit lehnt eine Frau auch immer die männliche Seite in sich selbst ab, und das macht sich auch im System ihrer Kinder zwangsläufig bemerkbar. Indem ein Kind etwa das Programm der Mutter übernimmt, wird es entsprechend dem Gesetz der Resonanz auch in sein eigenes Leben das Thema männliche Gewalt ziehen und womöglich selbst auf unangenehme Weise damit konfrontiert werden. Ein Junge wird sogar mit einem noch schärferen Konflikt konfrontiert: Er fühlt, dass seine Mutter ihn von der Männerenergie unbewusst fernhält, die aber doch im Zentrum seines Wesens ist und bleibt. Für einen Jungen kann das heißen, dass er seine innerste Natur ablehnt und sich der Selbstzerstörung hingibt.

Indem wir als Frauen unseren Männern Liebe und Achtung geben, indem wir ihnen vergeben können, indem wir es schaffen, unseren Frieden mit der Manifestation ihrer Eigennatur zu machen, leisten wir einen riesengroßen Beitrag zur Heilung der Welt. Denn dann geschieht das, was wir uns doch so sehr wünschen: dass unsere Männer und männlichen Nachkommen freier, lichtvoller, ausgeglichener und liebevoller werden. Und nicht zuletzt wird auch unsere eigene männliche Seite befriedet und steht uns nicht mehr im Weg. Das schafft ein neues Fundament, auf dem unsere Energie auf allen Ebenen frei und heil schwingen kann. Ohne diesen Ausgleich wäre die Heilung nicht vollständig.

Diese Übung kann mehrmals ausgeführt werden, um den Ausgleich wirklich zu schaffen. Sie wirkt regenerierend auf alle Doppelorgane wie Nieren, Brüste, Eierstöcke, Augen und Lunge. Nach dem Gesetz »Wie oben, so unten« verbindet sie unseren inneren Himmel, aus dem unser Geist genährt wird, und die Erde, von der unser Körper lebt, miteinander.
Nimm dir den folgenden Text auf oder lasse dich von jemandem leiten.

MEDITATIONSÜBUNG:
DIE MÄNNLICHE SEITE AUSGLEICHEN

Atme tief ein und aus und öffne dich für die heilende Energie des göttlichen Lichtes, die durch deinen Atem in deinen Körper hineinströmt.
Stelle dir vor, dass du auf einer wunderschönen Wiese stehst. Du fühlst dich frei und leicht.
Nun sprichst du: »Möge meine männliche Seite in mir präsent sein!«
Jetzt lausche nach innen und nimm deine rechte, die männliche Seite mit all deinen Sinnen wahr.
Wie sieht sie aus? Wie fühlt sie sich an? Hat sie eine Farbe, Form, Konsistenz? Sieht sie aus wie ein Mensch, wie ein Tier oder wie ein Wesen aus einer anderen Welt? Oder sieht sie vielleicht aus wie du selbst? Oder wie eine Landschaft? Wie sitzt, steht, bewegt sich diese deine rechte Seite? Vielleicht

besitzt sie einen eigenen Ton, eine eigene Stimme und möchte dir etwas mitteilen?
Schaue auch, ob deine männliche Seite gleichwertig mit deiner linken, weiblichen Seite ist.
Nimm alles wahr. Hör dir zu. Verdränge nichts, beschönige nichts. Sei ehrlich und aufrichtig zu dir selbst mit dem, was ist.
Sage deiner männlichen Seite: »Ich fühle dich, ich sehe dich, ich bin jetzt für dich da! Du bist wertvoll! Ich liebe dich!«
Fühle, wie diese Worte in deine rechte Seite hineinströmen.
Fühle, was sich dadurch in dir verändert.
Nimm die Veränderung an. Nimm alles an, was in dir entsteht, und sage »Ja!« zu allem, was du in dir vorfindest. Sage deiner männlichen Seite: »Du bist für mich genauso wertvoll wie meine linke, weibliche Seite!«
Fühle, was das mit deiner rechten Seite macht. Spüre, welche Themen, Begegnungen, Verletzungen hier gespeichert sind, die noch der Heilung bedürfen.
Sprich: »Mögen die heilungsbedürftigen Themen, Begegnungen, Verletzungen zu mir kommen und sich mit mir verbinden!«
Nimm wahr, was kommt. Lass dir Zeit. Schaue und fühle, was jetzt alles da ist, was geheilt werden möchte, was nach Erlösung und Freiheit dürstet.
Öffne dich dafür. Lass alles zu. Sage zu allem, was da jetzt ist: »Ich sehe dich, ich fühle dich!«
Frage jetzt nach der positiven Absicht deiner Seele für diese Themen, gerade was komplizierte Begegnungen und schmerzende Verletzungen betrifft. Was ist der tiefste innere Sinn? Was lernst du daraus? Wie begreifst du dich selbst dadurch?
Sieh die kosmische Ordnung darin. Bitte dein höheres Selbst, diese kosmische Ordnung augenblicklich in dein System fließen zu lassen. Öffne dich und empfange sie jetzt, in diesem Moment.
Fühle, wie es dir dabei geht: Was hat sich bei deiner rechten Seite dadurch verändert?

Spüre, welche Aspekte in dir noch der Heilung bedürfen. Gib dir dann diese Heilung, indem du dich selbst danach fragst, indem du dein höheres Selbst in dir danach fragst: »Was heilt mich?«
Dann empfange deine Antwort. Möglicherweise sind es die Farben, Symbole, Gefühle. Wahrscheinlich musst du nicht nur anderen, sondern auch dir selbst vergeben, um wirklich und endgültig Frieden mit dir, mit der Situation schließen zu können.
Spüre nach und gib dir diese Heilung, sei großzügig dir selbst gegenüber. Öffne dich für deine Heilung – jetzt –, und gib sie dir von ganzem Herzen. Frage dich und nimm sinnlich wahr, wie dein Körper, dein ganzes System und das Universum darauf reagieren.
Dann wende dich wieder an deine rechte Seite: Spüre nach, was du hier bewirkt hast.
Bedanke dich bei diesem Prozess. Umarme dich in Gedanken und Gefühlen. Wiege dich liebevoll.
Lass deinen Geist wieder in deine Gegenwart zurückfließen. Entscheide dich dafür, wach und präsent zu sein. Fühle deinen Körper in seiner vollen Lebendigkeit!

NICHT NUR FÜR MÄNNER: DIE LINKE KÖRPERSEITE – DAS WEIBLICHE INTEGRIEREN

Die linke Seite ist, wie gesagt, unsere weibliche Seite, sowohl bei Männern als auch bei Frauen. Wenn ein Mann sie nicht annimmt, wenn er seine weibliche Teilnatur unterdrückt, dann hat er wahrscheinlich die Erfahrung gemacht, dass er selbst in seiner Verletzlichkeit nicht angenommen wurde. Er reagiert unbewusst mit Ablehnung und Aggression dem weiblichen Geschlecht gegenüber. Es entsteht ein Bedürfnis, die Frau zu unterdrücken und zu beherrschen. Das ist aber nur das, was von außen sichtbar ist. Was sich im Inneren abspielt und dahintersteht, ist die unbewusste Ausgrenzung der linken, weiblichen Seite des Körpers. Das heißt, dass alle Organe, die sich hier befinden, weniger Energie bekommen und unterversorgt sind. Dazu gehört auch das Herz, das sich in diesem Fall verschließen kann. Ich halte es für sehr gut möglich, dass insbesondere Männer, die im sogenannten »Lebenskampf« als sehr erfolgreich gelten, besonders herzinfarktgefährdet sind.

Das zugrunde liegende Glaubenssystem ist leider immer noch das dominante in unserer Welt, selbst in unserer westlichen Gesellschaft, wo viel von der »Befreiung der Frau« geredet wird. Dabei sind es womöglich eher die Männer, die sich aus ihrem inneren Käfig befreien müssten.

Das einseitig männlich orientierte Glaubenssystem lässt die Menschen, auch Frauen, verschlossen und hartherzig werden. Durch strenge Logik, durch die Herrschaft des Verstandes kann die mangelnde Entwicklung der intuitiven, gefühlsbetonten Seite unserer menschlichen Natur nur überkompensiert, niemals aber ersetzt werden. All das kann aber unser Herz nicht berühren – es lässt uns erstarren und saugt uns die Lebenskraft ab. Es lässt uns vorzeitig altern und krank und kränker werden.

Die linke Seite steht in Verbindung zu unserer Vergangenheit. In der Vergangenheit liegen unsere Wurzeln, von dort kommen wir her. Dort liegt unsere Heimat, dort finden wir unsere Herkunft. Wenn alte Wunden nicht heilen können, sondern weiterschwären, wenn erlittener Schmerz verdrängt und verleugnet wird, dann werden unserem Leben die Wurzeln abgeschnitten. Wir haben keinen Halt mehr, keine Orientierung, sehen im Grunde keinen Sinn mehr im Leben und flüchten in Ablenkung und Zerstreuung. Oder wir werden schwermütig. Keine Frage, das wirkt sich massiv auf unseren gesamten Organismus aus und bringt ihn in ein Ungleichgewicht – was wiederum ganz besonderes auf alle Doppelorgane ungünstig wirkt.

Deshalb ist dieses Kapitel auch für uns Frauen interessant und nützlich, und manche Übungen sind für uns ebenso wirkungsvoll wie für den Mann. Ich muss sagen, dass es mir nicht ganz leichtfiel, dieses Kapitel zu schreiben, weil ich mich als Frau nicht so schnell in die männliche Wesensart einfühlen kann. Das ist wie bei männlichen Frauenärzten: Sie wissen alles über den Körper einer Frau, aber ihnen geht das innere Verstehen ab, weil sie es niemals selbst erleben. So ist dieses Kapitel etwas kürzer geworden als die anderen. Aber ich habe alle Übungen von Männern lange erproben lassen und durchweg ein positives Feedback von ihnen bekommen. Als ich die Beckenbodenübung bei meinem Mann einleitete, fragte er mich gleich danach, wann wir eine CD dazu aufnehmen, weil es ihm so gefallen hat.
Auch du kannst diese Übung machen. Nimm dazu den folgenden Text auf oder lass dich von jemandem führen.

MEDITATIONSÜBUNG: DIE WEIBLICHE SEITE ANNEHMEN, HEILEN UND TRANSFORMIEREN

Mache es dir ganz bequem und entspanne dich vollkommen. Atme tief in deinen Bauch ein. Fühle deinen Körper und die Präsenz der Lebenskraft in ihm.
Lausche nach innen und sprich: »Möge meine weibliche Seite in mir präsent sein!«
Dann fühle in dich hinein und nimm deine linke, weibliche Seite mit all deinen Sinnen wahr: Wie sieht sie aus? Wie fühlt sie sich an? Hat sie eine Farbe, Form, Qualität, Konsistenz? Sieht sie wie ein Wesen, wie ein Mensch aus oder wie du selbst? Vielleicht sieht sie eher wie ein Raum aus oder wie eine Landschaft? Möglicherweise besitzt deine linke Seite eine Stimme und möchte dir etwas mitteilen?
Nimm das alles wahr. Und dann begrüße deine weibliche Seite in dir. Sage: »Hallo, ich sehe und ich fühle dich! Ich freue mich, dich kennenzulernen.«

Lass dein Bewusstsein noch mehr zu dieser deiner weiblichen Seite fließen. Dann frage dich, welche Themen, Verletzungen, Muster und Blockaden immer noch hier gespeichert sind.
Nun sprich: »Möge alles, was zu diesem Thema der Heilung bedarf, zu mir zurückfließen und meine Annahme, Liebe, Vergebung, Fürsorge und Transformation erfahren.«
Öffne dich dafür, atme alten, verdrängten Schmerz ganz bewusst in dich zurück, fühle die Wunden und lass deine aufgestauten Tränen laufen.
»Ich fühle, ich sehe, ich nehme es an. Alles, was ich bin, was ich war, was ich sein werde, komme zu mir zurück!« Atme mit deinem ganzen Schmerz zurück in dich ein und empfange dich in Liebe und Vergebung. Wenn es für dich stimmig ist, atme auch die Farbe Schwarz ein und lass sie in deinen gesamten Körper strömen.
Schwarz unterstützt dich, die Schatten und die dunklen Stellen in deinem Inneren, die durch Ablehnung eines Teils von dir entstanden sind, wahrzunehmen. Schwarz hilft dir auch, die Kraft, die in den Schatten gebunden ist, an dich zu nehmen und sie deinem Leben zur Verfügung zu stellen. Aus der Tiefe der Dunkelheit kann etwas Neues geboren werden!
Fühle, wie durch deine Liebe und Annahme alles zu dir zurückfließt und transformiert wird. Nimm wahr, wie es dadurch geheilt wird.
Dann schau noch mal nach innen: Wie geht es dir jetzt? Wie sieht jetzt deine weibliche Seite aus, wie fühlt sie sich an in dir?
Schau, ob deine weibliche Seite gleichwertig mit deiner rechten, männlichen Seite ist.
Wenn du das Bedürfnis danach hast, dann bitte darum, dass die Frau in dir sich mit dem Mann in dir versöhnen möge.
Sieh, wie es jetzt durch deine Bitte und durch deine Absicht geschieht.
Nimm diese Versöhnung in dich auf und fühle, wie der Frie-

den in dich zurückkehrt. Und durch dich manifestiert er sich auch in der Welt.

Willkommen in einer neuen Dimension!

Die Stärkung des Beckenbodens bei einem Mann wirkt vorbeugend und hilft gegen Impotenz, Inkontinenz, Prostatitis und vorzeitigen Samenerguss und sie hat eine positive Wirkung auf den Hormonspiegel. Diese Übung verbindet mit dem Gefühl, in sich selbst zu ruhen und sich in seiner Körperlichkeit voll und ganz zu erfahren. Sie stärkt das Wurzel- und das Sexual-Chakra und verbindet aufs Engste mit dem Gefühl der Lebenslust und der Schöpferkraft.

Mache diese Übung fünfmal in der Woche, und du wirst merken, wie nach kurzer Zeit deine innere Kraft zurückkehrt, dein Haarwuchs sich verbessert und deine männliche Attraktivität sich erhöht.

Lies die folgende Anleitung aufmerksam durch, bis du sie verinnerlicht hast, oder nimm sie auf. Du kannst sie dir auch von jemandem vorlesen lassen.

MEDITATIONSÜBUNG: BECKENBODEN DES MANNES

Setze dich bequem und mit gerader Wirbelsäule hin. Richte deine Aufmerksamkeit auf deinen Atem, wie er ein- und ausströmt und deinen Körper mit Lebensenergie versorgt. Der Atem fließt vom Kopf bis in die Füße hinein, er belebt jedes Organ und erfrischt jede Körperzelle.

Lass dein Bewusstsein und deinen Atem in dein Becken strömen. Während du einatmest, wölbe deinen Bauch nach außen. Beim Ausatmen ziehe deine Bauchdecke nach innen ein. Spanne bei jedem Ausatmen deine Beckenbodenmuskeln, deinen Anus und deine Prostata an und lass beim Einatmen wieder los.

Wiederhole das etwa 18- bis 36-mal, entspanne danach vollkommen. Nimm die dadurch entstandene Wärme in deinem

Becken wahr, nimm wahr, wie das Blut hier jetzt verstärkt zirkuliert, deine Geschlechtsorgane nährt und sie mit zusätzlicher Energie versorgt.

Stelle dir Sandfarbe vor. Und atme die Vorstellung von dieser Farbe tief in deine Zellen und in dein Becken ein. Sandfarbe lockert dich, löst Verkrampfungen auf, macht dich beweglich und wandlungsfähig. Du brauchst nicht zu kämpfen, sondern kannst jede beliebige Form annehmen, in dieser Form verweilen, um dich dann daraus zu lösen und wieder fließend zu sein. »Ich bin alles – und alles ist ich.«

Spüre, was es mit dir macht, was dadurch in deinem Becken entsteht.

Du kannst nach der Meditation das Ergebnis mit Körperübungen unterstützen. Geeignet sind kreisende Bewegungen mit dem Becken, das Schwingen der Hüften zu beiden Seiten sowie Bewegungen der Hüften nach vorn und nach hinten.

Tipp: Immer wieder mal zwischendurch kannst du deine Prostata stärken, indem du dir eine Lichtquelle vorstellst und das Licht in deine Prostata fließen lässt. Lass dabei die Gefühle von Dankbarkeit und Wertschätzung in dir entstehen.

Ich gratuliere dir! Du hast nunmehr auch deinen Körper in Balance gebracht, du hast deine weibliche und männliche Seite geheilt. Jetzt können die Energien fließen und deinen Körper, deinen Geist und deine Seele optimal versorgen und miteinander verbinden. Es wird sich in deinem Leben alles viel friedlicher anfühlen.

ERNÄHRUNG IM EINKLANG MIT DEINEM INNEREN GÖTTLICHEN WESEN

Es dürfte klar sein, dass Ernährung nicht nur für die Gesundheit im Allgemeinen, sondern für Verjüngung und Ganzkörperregeneration im Besonderen eine große Rolle spielt. So liegt es auf der Hand, dass wir unsere Aufmerksamkeit nicht nur unserem Körper als solchem, sondern auch den Dingen widmen sollten, mit denen wir ihn füllen. Deshalb plädiere ich für einen individuellen Ernährungsplan, der im Einklang mit Körper, Geist, Seele und mit der nie versiegenden Lebenskraft steht, die wir uns stärker aneignen wollen. Dabei geht es zunächst darum, den Körper zu reinigen und weitere Schadstoffaufnahme möglichst zu vermeiden. Das ist die fünfte Phase des Verjüngungsprogramms. Sie ist ebenso unverzichtbar wie jene Phasen, die sich direkt auf die inneren, geistigen Ebenen beziehen.

Es gibt hier eine einfache Erfolgsformel: Wenn wir Nahrung zu uns nehmen, die vibrierendes Leben in sich trägt, weil sie natürlich und gesund ist, beleben und reinigen wir unseren Körper und sogar auch unseren Geist. Wenn wir tote und künstliche Nahrung konsumieren, ist das Gegenteil der Fall. Unsere Zellen verkümmern und sind immer weniger in der Lage, uns neues Leben zu schenken. Wir sterben ab, an Leib und Seele – womöglich langsam, aber sehr, sehr sicher.

Was ist nun eine lebendige Nahrung? Ganz einfach: Wenn du das energetische Bild – sprich: die Aura – eines Lebensmittels anschaust, dann leuchtet es, es ist voller Licht, und Licht ist Leben. Und nur Leben kann Leben spenden! Was bereits tot ist, hat keinen Wert für den Körper und wird auch nicht vom Organismus verwertet, um ihn lebendig zu erhalten.

Ich beschäftige mich schon sehr lange mit dem Thema Ernährung, mit besonderem Blick auch auf die spirituelle Seite. Weil ich die Aura und Energiestrukturen im und am Körper wahrnehmen kann, habe ich die Wirkung von Lebensmitteln studiert, indem ich mich nach dem Essen im Spiegel betrachtete. Ich musste feststellen, dass bestimmte Lebensmittel – wie Brot, Kekse, Bohnen oder Nudeln – meinen Energielevel senken und meine Vitalität schwächen. Außerdem machen alle Produkte tierischer Herkunft meine Aura kleiner und dunkler. Deshalb esse ich schon seit Jahren nichts, was von Tieren kommt, auch keinen Honig. Ich musste ebenfalls anerkennen, dass Alkohol meine Energiekanäle verunreinigt, und zwar schon in kleinen Mengen. Das Beste für mein System sind Obst und Gemüse aus der Region, in der ich lebe, grüne Pflanzen und Wildkräuter. Eine Mahlzeit aus Reis, Buchweizen, Quinoa oder Hirse, mit etwas Kräutersalz und Kokosöl verfeinert, tut mir einfach nur gut. Ich habe mit der Zeit gelernt, meinem Körper das zu geben, worum er mich bittet. Mein Körper liebt einfaches Essen, unkompliziert zubereitet und ohne exotische Zutaten.

Ich empfehle allen Menschen, sich vor dem Besuch meiner Seminare und Einzelsitzungen möglichst zwei bis drei Wochen lang vegan zu ernähren und auf Kaffee und Alkohol zu verzichten. Der Grund: Der Mensch wird vom Verzehr tierischer Lebensmittel und dem »bisschen« Wein und Bier, das in unserer Gesellschaft als normal gilt, energetisch schon so geschwächt, dass möglicherweise keine schamanische Heilkunst in der Lage ist, diese Schwäche zu lindern.

Jeder vernünftige Mensch wird anerkennen: Selbstverständlich sollten wir Schadstoffe so weit wie nur irgend möglich meiden, wenn wir gesund, jung und lange leben möchten. Dazu gehört, es muss gesagt werden, auch das Rauchen. Es liegt auf der Hand und ist heutzutage endlich unumstritten (was lange Zeit nicht der Fall war), dass Tabakrauch schlecht für die Gesundheit ist. Das Nikotin und die Zusatzstoffe in Zigaretten, nicht zuletzt auch die Gifte, die durch ihre Verbrennung entstehen, haben geradezu verheerende Wirkungen: Sie verengen die Blutgefäße, schädigen die Lunge, schwächen die Hormonproduktion und – was im Zusammenhang mit dem Thema dieses Buches besonders wichtig ist – sie schädigen unsere Zellen massiv.

Falls du noch rauchst, dich aber entscheidest, damit aufzuhören, wird dir die Meditationsübung »Die Geburt« (siehe Seite 76) helfen, diesen Entschluss als Teil deiner heiligen Absicht, dich zu heilen und zu verjüngen, in die Tat umzusetzen.

Weitere Schadstoffe, die ganz und gar unnötigerweise den Alterungsprozess beschleunigen, sind die vielen Chemikalien des täglichen Gebrauchs, die du fortwährend einatmest oder über die Haut und Schleimhäute aufnimmst: Rückstände von Waschpulver, Weichspülern und Putzmitteln, handelsübliche Körper»pflege«mittel wie Parfüm, Deo, Zahnpasta, Shampoo und so weiter (siehe auch Schadstoffliste im Anhang, ab Seite 232).

Tipp: Je einfacher, desto gesünder! Wasche deine Wäsche mit Waschnüssen, Soda oder Kernseife, eventuell mit Biowaschmittel. Statt Weichspüler kannst du etwas verdünnte Essigessenz benutzen. Putze auch mit Soda oder verdünntem Essig. Deine Haare kannst du mit Wascherde waschen, baden in Steinsalz, die Zähne putzen mit Sole. All das ist heutzutage mit wenig Mühe erhältlich, dank Internet auch dann, wenn du in deiner Nähe keine entsprechenden Fachgeschäfte vorfindest.

Was ist für mich die optimale Ernährung?

Was tut meinem Körper gut und was nicht? Diese Frage beschäftigt viele Menschen. Es gibt unzählige Ratgeber und Theorien zum Thema. Ob es die alle wirklich geben muss, möchte ich dahingestellt sein lassen. Meine Meinung: Um herauszufinden, welche Ernährungsweise für mich die beste ist, sollte ich den kompetentesten Ratgeber auf diesem Gebiet befragen: meinen eigenen Körper. Wie wär's: Wir sparen ab

jetzt das Geld für die Ernährungsberatung und lernen, unseren eigenen fünf Sinnen zu vertrauen. Die Methode funktioniert bei Erwachsenen übrigens ebenso wie bei Kindern. Ich war überaus erstaunt, als ich meinen Sohn, der damals zehn Jahre alt war, das erste Mal dazu hinführte.
Ich bat ihn, nach dem Elementarwesen seines Körpers zu rufen. Nun muss ich wohl noch sagen, dass meine Kinder von mir bereits frühzeitig mit den inneren Welten vertraut gemacht wurden, ebenso wie es meine Babuschka mit mir selbst gemacht hat. Sein Elementarwesen – man kann es auch als eine Art persönliches Schutztier oder Schutzwesen bezeichnen – ist ein Mischwesen: ein Tier mit dem Kopf eines Tigers, dem Rumpf eines Drachen und dem Schwanz eines Krokodils.
Ich bat meinen Sohn, sich an die ihm bereits vertraute Erscheinung zu wenden und sie nach seiner optimalen Ernährung zu fragen. Es war nichts als ein harmloses Experiment für mich, ich dachte nur: Probieren wir's mal. Doch mir stockte fast der Atem, als mein Sohn begann, ganz detailliert aufzuzählen, was ihm gesagt wurde: Salat, Obst, grüner Saft, Kräutertees, Kartoffeln, Samen und auch mal Reis, dieser aber seltener. Er setzte hinzu, dass er keinen Zucker, kein Salz und keinen Kuchen essen solle, keine Milchprodukte und kaum Brot (Fleisch und Fisch lehnte er von sich aus schon länger ab, wohl deshalb kam die Sprache gar nicht erst darauf). Dann sagte er noch, dass er ab und zu eine chinesische Suppe essen könne, weil diese den Drachen nähre, und auch bisweilen Cornflakes mit Reis- oder Mandelmilch, weil dies dem Krokodil behage. Der Tiger war erstaunlicherweise sehr zufrieden mit dem grünen Saft und erlaubte ihm von daher, auch mal Reisschokopudding zu essen.
Wow! Da mussten wir beide erst mal schlucken, denn Pizza, bis dahin die erklärte Lieblingsspeise meines Sohnes, stand nicht auf dieser Liste ... Da er aber seinem Elementarwesen sehr vertraute, weil dessen Rat ihn noch nie enttäuscht hatte,

bemühte er sich fortan ehrlich, sich diesen Empfehlungen anzupassen – so gut das einem Kind eben gelingt. Auf Pizza mag er nicht ganz verzichten, was ich gut verstehen kann. Natürlich akzeptiere ich das – nicht nur deshalb, weil er noch ein Kind ist, sondern weil ich ganz grundsätzlich finde, dass es zu jeder Regel auch eine Ausnahme geben kann und darf: Essen soll schließlich auch Spaß machen. Wer die Freude am Essen verliert, verliert als Nächstes die Freude am Leben. Oder er hat sie schon verloren. Und unsere Lebensfreude ist nichts weniger als Ziel und Grundlage unserer Verjüngungsabsicht, und zwar beides gleichermaßen.

Also, wenn ich meinem Sohn jetzt einen grünen Saft oder einen Obstteller zum Frühstück hinstelle, meckert er nicht mehr, wie er es früher tat, sondern er isst das gesunde »Zeug«, ohne mit der Wimper zu zucken, und zwar nicht nur, weil es ihm ein vertrauter und respektierter Freund geraten hat, sondern weil es ihm tatsächlich von Tag zu Tag besser schmeckte. Womit er nur eine Erfahrung machte, die alle kennenlernen, die es schaffen, ihre Ernährung tatsächlich nachhaltig – das heißt nicht nur für ein paar Tage oder Wochen, sondern auf Dauer – auf »gesund und natürlich« umzustellen.

Erstelle auch du dir das Menü, das deinen Körper optimal stärkt und am wirksamsten nährt. Reise zu deinem Elementarkörperwesen und lass deinen inneren Berater zu diesem Thema sprechen. Zuvor solltest du jedoch überhaupt erst einmal die Bekanntschaft dieser für dich wichtigen Wesenheit machen. Ich wünsche dir viel Freude bei der Zusammenarbeit mit deinem Elementarkörperwesen und empfehle dir wärmstens, die Kommunikation mit ihm zur Normalität werden zu lassen.

Um euch einander vorzustellen, benutze die folgende Übung:

ÜBUNG: DIE BEGEGNUNG MIT DEINEM ELEMENTARKÖRPERWESEN

Atme tief. Fokussiere deine Aufmerksamkeit auf deinen Körper. Fühle dich selbst. Sei in dir!

Sprich das Gebet: »Möge mein Elementarkörperwesen zu mir kommen. Möge mein Körperwesen für mich sichtbar und fühlbar werden!«

Atme tief. Atme sozusagen dein Körperwesen zu dir, sodass es jetzt für dich präsent wird. Und nimm es in seiner ganzen Gestalt wahr, wie immer die aussehen mag.

Wie sieht dein Körperwesen aus? Wie fühlt sich dein Körperwesen an? Wenn du es nicht auf Anhieb sehen kannst, wirst du seine Gegenwart auf andere Weise verspüren können, etwa in Form eines neuen Körpergefühls, mit dem du jetzt Bekanntschaft machst.

Nun begrüße das Wesen. Sage: »Hallo, ich freue mich so sehr, dich zu sehen und zu fühlen!« Vielleicht magst du dein Körperwesen auch umarmen, es ganz fest an dich drücken.

Nimm wahr, wie es deinem Körperwesen geht. Wie fühlt es sich, wenn du jetzt für es da bist?

Du kannst nun mit dem Wesen kommunizieren und ihm alle möglichen Fragen in Bezug auf deinen Körper stellen. Gehen wir gleich zum Thema Ernährung über. Dazu die folgende Übung:

ÜBUNG: EIN EIGENES MENÜ ZUSAMMENSTELLEN

Konzentriere dich auf dein Körpergewahrsein. Nimm deinen Atem wahr. Erwache zu deiner vollen inneren Präsenz.

Nun lass dein Bewusstsein zu dem Elementarwesen deines Körpers fließen. Mache das ganz selbstverständlich und vertraue fest darauf: Dieses Wesen existiert, es gehört zu dir, es will sich dir zeigen und dir helfen.

Also sieh oder fühle die Gegenwart des Wesens und frage es:

»Wie sieht meine optimale Ernährung aus? Womit kann ich mich stärken? Was tut mir gut? Was nährt meine Körperzellen?«

Lass es dir von deinem Körperwesen zeigen oder diktieren.

Vertraue deinem Körperwesen und versuche, seine Empfehlungen zu befolgen.

VERÄNDERUNG – AM BESTEN SCHRITT FÜR SCHRITT

Ich stelle selbst an mir fest: Je weiter ich geistig vorankomme, desto weniger und desto einfacher esse ich. Angefangen habe ich vegetarisch, nach einigen Jahren wurde ich zur Veganerin. Nun habe ich Rohkost ausprobiert und stellte fest, dass mir diese Ernährungsweise sehr guttut. Mittlerweile lege ich zwei- bis dreimal im Monat einen reinen Obsttag ein und merke, dass mein Körper an diesen Tagen besonders leistungsfähig ist. Ich sehe zu, dass ich jeden Tag frisch gepresste Säfte und grüne Smoothies trinke. Und ich nutze alles, was gerade wächst und essbar ist. In der Löwenzahnzeit gibt es jeden Tag frisch gepresste Löwenzahnblätter mit Äpfeln. Löwenzahn kommt dann auch in die Smoothies. Das Apfelaroma neutralisiert die Bitterstoffe, sodass der Smoothie wunderbar schmeckt, auch meinen Kindern. Ansonsten gibt es den ganzen Sommer über Brennnesseln und Spitzwegerich, Taubnesseln, Gänseblümchen, Wiesenklee, Sauerampfer, Breitwegerich und Frauenmantel. Das kommt auch alles zusammen mit Obst in den Entsafter und den Mixer hinein. Aber, wie gesagt, auch bei mir gilt: keine Regel ohne Ausnahme. Wenn ich Lust habe, backe ich auch mal einen leckeren Kuchen (vegan) oder ich bereite Tofu-Geschnetzeltes zu, das heißt, auch bei mir ist nicht immer nur Rohkost auf dem Tisch.

Ein chinesisches Sprichwort sagt: »Alle Krankheiten kommen durch den Mund.« Was umgekehrt bedeutet: Ein Wandel in der Ernährungsweise fördert die Gesundheit. Nicht nur die Chinesen sind dieser Meinung, es gibt auch sehr viele russische Heiler, die durch eine vegane Diät oder gar durch Fasten viele Patienten geheilt haben. Und wenn dies in einem im Winter so kalten Land möglich ist, dann ist wohl auch das Argument, gegen die Kälte brauche der Körper Fleisch, um zu überleben und gesund zu bleiben, ein für alle Mal widerlegt. Sieh die Liste der zehn gesündesten Lebensmittel im Anhang des Buches durch (siehe Seite 228). Versuche, jeden Tag wenigstens drei oder vier davon zu dir zu nehmen.

Tipp: Verändere deine Essgewohnheiten langsam, Schritt für Schritt. Wenn Fleisch im Augenblick noch zu deiner täglichen Ernährung gehört, dann führe erst einmal nur zwei bis drei fleischlose Tage pro Woche ein. Spüre, wie es dir an diesen Tagen geht. Kaufe dir vegane Kochbücher, um deine Kochkünste zu erweitern. Versuche, Fertigprodukte vollständig zu meiden. Wenn du berufstätig bist, koche lieber im Voraus und friere etwas für später ein. Dieses Essen ist in jedem Fall besser als gekaufte Fertiggerichte.

Lebenselixier Wasser

Unser Körper braucht Wasser! Ob er auch Tee, Kaffee, Milch, Säfte oder ein Schnäpschen braucht, muss jeder für sich selbst entscheiden – verwerten wird dein Körper ohnehin immer in erster Linie das Wasser in allem, was er flüssig zu sich nimmt. Pures Wasser braucht er mehr als alles andere. Und am besten lebendiges!

Es ist nicht immer einfach, lebendiges Wasser zu bekommen. Die wenigsten werden in ihrer unmittelbaren Umgebung eine gute Quelle haben, wo sie ihr Wasser schöpfen können. Aber

du hast auch die Möglichkeit, dein Wasser zu energetisieren und ihm dadurch eine ursprüngliche Lebendigkeit zurückzugeben.
Wir können Wasser und Lebensmittel auf verschiedene Art und Weise energetisieren, beispielsweise durch unsere Vorstellungskraft, durch Symbole und Worte, sprich durch Segen und Gebet. Damit meine ich jedoch nicht das Tischgebet als Pflichtübung. Nur wenn wir bewusst und vom Herzen her beten, wird es eine Wirkung haben.
Versuche es doch einmal mit einem einfachen, aber inbrünstig gesprochenen Segen: Halte deine Hände über den Wasserkrug (oder über die Speise) und sprich: »Möge dieses Wasser (dieses Lebensmittel) gesegnet und mit der lichtvollen Energie des Universums erfüllt sein. Möge es uns nähren, glücklich machen, beleben und stärken! Danke!«

Tipp: Edelstahltöpfe und Bestecke enthalten häufig giftiges Nickel und unser Körper ist ohnehin genug mit den Schwermetallen belastet. Besorge dir Keramik- und Glastöpfe zum Kochen und Keramikmesser und -geschirr zum Essen. Sehr praktisch sind die chinesischen Suppenschälchen mit Porzellanlöffeln, die man in jedem Asia-Laden günstig erstehen kann.
Gratuliere! Du hast einen weiteren großen Schritt gemacht. Erneut liegt eine ganze Station des Weges hinter dir, die du erfolgreich absolviert hast. Und nun geht es gleich weiter …

Organwiederherstellung

Organwiederherstellung ist die dritte Station dieses Programms, und damit wird der Weg, den du beschreitest, vollendet und deine bewussten Anstrengungen werden vom gewünschten Erfolg gekrönt. Es geht auch hier um dieselben Prinzipien, und es werden die gleichen Techniken eingesetzt, doch ist das Anwendungsgebiet ein ganz anderes. Wir werden die folgenden Phasen aktivieren:
Phase 3: die Selbstermächtigung,
Phase 4: die bewusste und aktive Umkehrung der Zellstruktur und die ganzheitliche Regeneration des Körpers.
Ich bin fest davon überzeugt, dass die Heilung und auch die Medizin, die wir dafür benötigen, letztlich nur in uns selbst zu finden sind. Das ist es, was mich meine Babuschka-Schamanin lehrte, als sie noch in dieser Welt lebte, und was sie mir auch jetzt noch aus der geistigen Welt vermittelt. Es ist auch das Wichtigste, was ich dir weitergeben kann. Deshalb stelle ich so viele Übungen zur Verfügung. Denn nur durch Praxis und persönliche Erfahrung gewöhnen wir uns daran, tiefer und tiefer nach innen zu gehen. Die inneren Landschaften zu erforschen ist Abenteuer und Herausforderung zugleich. Es ist auch wunderschön – aber eben nicht nur ein Zuckerschlecken, sondern es will erarbeitet sein –, Tag für Tag. Es geht darum, alles, aber auch wirklich alles zu erkennen, was du bist und was dich ausmacht. Nichts darf ausgeschlossen werden, und wo Licht ist, da ist auch Schatten. So erfährst du, dass sich ein ganzes Universum in dir verbirgt, wodurch alles möglich wird – es gibt keine Grenzen. Nur du selbst stellst die Grenzen auf und bestimmst die Spielregeln.
Also: Wenn du bereit bist, deine Grenzen zu erweitern und die Spielregeln zu verändern, dann kann das Wunder zu deiner Normalität werden. Wenn du beginnst, dich von Tag zu

Tag zu verjüngen, wenn deine Organe sich wieder regenerieren, sich Schritt für Schritt selbst wiederherstellen, wenn die Narben sich glätten und – ja, auch das erscheint möglich – dir sogar neue Zähne wachsen, dann lebst du wahrhaftig ein neues Leben, das du dir bewusst erschaffst. Du wirst zum Schöpfer deines Ichs. Die Heiler im russischen Raum sind von diesen Ideen besessen und wagen es. Wage es auch! Öffne dich für das Neue, spüre nach innen, nimm dein Herz als Kraftquelle deiner Schöpfernatur wahr und spüre die freudige Aufregung in dir. Nimm wahr, wie sehr es dich berührt, wenn du dich neuen Möglichkeiten öffnest.

In diesem Abschnitt werden wir uns speziell mit der Organwiederherstellung und Organrückholung beschäftigen. Mit jedem geheilten Organ werden wir vollständiger. Mit jedem zurückgebrachten Organ holen wir einen Teil unserer Seele zurück.

EIN GANZ NORMALES WUNDER

Die Familie meines Bruders lebt in Moskau. Als sein Sohn 15 Jahre alt war, spielte er einmal unvorsichtigerweise mit Schießpulver. Es explodierte und er erlitt schwere Verbrennungen. Sein Gesicht war eine einzige große Brandwunde. Wochenlang lag er mit einem dicken Kopfverband im Krankenhaus. Man sagte den Eltern, er würde ein völlig vernarbtes Gesicht und eine schwere Beeinträchtigung der Sehkraft zurückbehalten. So wäre es wohl auch gekommen, hätte mein Bruder nicht Mirsakarim Norbekov gekannt. Herr Norbekov erklärte sich bereit, den Jungen im Krankenhaus zu besuchen. Dort erklärte er ihm in einfachen, aber eindringlichen Worten, dass es in seiner eigenen Hand läge, sich selbst wieder vollständig zu heilen, sowohl was die Haut als auch was die Augen betraf.

Ob mein Neffe es wirklich glaubte, weiß ich nicht. Aber was blieb ihm für eine andere Hoffnung? Mit Feuereifer absolvierte er die mentalen Übungen, die er von Herrn Norbekov erhielt. Er hatte ja mehr als genug Zeit dafür. Als der Verband nach Wochen abgenommen wurde, war die Verwunderung allseits groß. Der Junge war wirklich geheilt – und zwar voll und ganz! Die Haut rosig, ohne Narben, und die Augen klar und ohne jedwede Beeinträchtigung der Sehkraft. Nur ein klitzekleiner schwarzer Punkt auf einer Wange war geblieben, als letzte Erinnerung an die Verletzungen, die den Jungen noch vor wenigen Wochen so schrecklich gezeichnet hatten.

Alle waren froh und glücklich und dankten Herrn Norbekov aus tiefstem Herzen. Und ich selbst wusste: Bei diesem Mann musste ich in die Lehre gehen. Und so kam es. Das war eine unvergessliche Zeit für mich. Ich habe damals selbst erfahren, dass uns Menschen unglaubliche Möglichkeiten zur Verfügung stehen – weit mehr, als wir mit dem Verstand allein begreifen können. Ich habe selbst gesehen, wie durch mentale Kraft allein tatsächlich Menschen für immer auf ihre Brille verzichten konnten, wie sie ihre kranken Körper geheilt und wieder aufgebaut haben, wie sie eine vorher ungekannte Lebendigkeit erwarben.

Auch heute, in meiner eigenen Praxis, darf ich erleben, wie Menschen von körperlichen Einschränkungen und langjährigen Leiden befreit werden, die von den Ärzten für nicht therapierbar erklärt worden sind. Auch sind Kinder zur Welt gekommen, die aus schulmedizinischer Sicht gar nicht hätten geboren werden können, weil die entsprechenden Organe der Mütter dies angeblich nicht zuließen.

Was ich von Mirsakarim Norbekov und aus der Tradition der russischen Heilkunst insgesamt lernte, sind die feste Entschlossenheit und unverrückbare Überzeugung, dass jeder Mensch der alleinige Schöpfer seiner Gesundheit und seines guten Lebens ist. Dass wir uns aus jedem Schlamassel und von jeder Krankheit befreien können – immer vorausgesetzt, wir wollen das wirklich und tun das Erforderliche dafür. Und zwar mit allergrößtem Einsatz, mit all unseren Kräften. Damit meine ich vor allem die Kräfte des Unterbewusstseins, ohne die wir hier sonst, einfach ausgedrückt, »aufgeschmissen« sind. Indem wir mit Herz und Hand die Initiative ergreifen, entfesseln wir ungeahnte Energien, wecken wir ein schier unglaubliches Potenzial in uns. Doch nichts läuft, ohne dass wir an uns arbeiten. Nicht warten, bis jemand kommt und macht, nicht hoffen, dass uns jemand oder etwas heilt – sondern es selbst tun!

Warum funktioniert diese Methode?

Die Antwort klingt fast zu einfach, um wahr zu sein. Doch ist es nicht so, dass die tiefsten Wahrheiten immer einfach sind? Die einfache Antwort ist: Unser Körper kann zwischen einem vorgestellten – also einem »in uns erlebten« – Ereignis und einer äußeren Erfahrung nicht unterscheiden. Alles, was wir in unserer Vorstellung für wahr halten, wird an unserem Körper auch sichtbar. Das bedeutet: Wenn wir unsere Vorstellung und unser Denkmuster verändern, verändern wir unsere Realität. Deshalb wirken die Seelenreisen so stark und verändern uns zutiefst. Denn was wir dabei erleben, wird als gemachte Erfahrung abgespeichert. Mit jeder Seelenrückholung, das heißt der Rückholung unseres Selbst, schreiben wir unsere eigene Geschichte neu.

Als mein Neffe also im Krankenhaus lag, hat er mithilfe von Seelenreisen seinen Unfall im Erinnerungsspeicher seines Unterbewusstseins gelöscht und seine Geschichte neu geschrieben. Das Ergebnis war ein Wunder und eigentlich doch kein Wunder, denn es lag eine Gesetzmäßigkeit zugrunde. Ich denke, dass seine kindliche Vorstellungskraft dabei sehr geholfen haben wird, und hinzu kam sicher auch, dass seine Denkmuster noch nicht so starr fixiert waren wie bei einem Erwachsenen. Mit 15 Jahren glaubt man noch insgeheim an Wunder – und so konnte das Wunder für ihn wahr werden!

Öffne auch du dich für das Wunder, lass es in dein Leben. Möge es deine Zellen erneuern und deine Organe wiederherstellen. Wenn es bei meinem Neffen und bei vielen anderen Menschen bereits funktioniert hat, dann kann es auch bei dir funktionieren!

DAS HAAR

Ein erwachsener Mensch besitzt etwa fünf Millionen Haare, davon etwa 90 000 auf dem Kopf. Ihre Anzahl hängt auch von ihrer Farbe ab: Dunkel- und rothaarige Menschen haben etwas weniger, blonde und brünette etwas mehr Haare. Ein Kopfhaar wächst etwa einen Zentimeter pro Monat, bleibt für vier bis sechs Jahre und fällt dann aus. An einem Tag können etwa 80 bis 100 Stück ausfallen, ohne dass es zu »Haarausfall« kommt, da immer wieder neue Haare nachwachsen.

Die natürliche Haarfarbe eines Menschen wird durch die Eigenfarbe der Hornzellen, aus denen jedes Haar besteht, ferner durch seinen Pigment- und Luftgehalt bestimmt. Wenn sich kein Pigment mehr bildet, wird der Schopf weiß.

Welche Aufgabe hat menschliches Haar? Vielleicht sollte man eher fragen, welche Bedeutung? Schließlich muss es seine ursprüngliche biologische Funktion als schützendes »Fell« nicht mehr wahrnehmen, seitdem der Mensch sich kleidet. Dementsprechend hat auch die Fülle des menschlichen Haars abgenommen. Die Natur passt sich eben allem, auch der Zivilisation, in dem Rahmen an, der ihr erforderlich erscheint.

Der Mensch sieht die Sache offenbar anders, allerdings nur teilweise. Während eine starke Körperbehaarung als unerwünscht gilt, und das heutzutage nicht nur bei Frauen, ist volles Kopfhaar nach wie vor ein Schönheitsideal ersten Ranges. Prächtiges Haar ist darüber hinaus von jeher auch ein Symbol für Macht und Stärke gewesen. Aus diesem Grund rasieren sich Mönche auch das Kopfhaar: um anzuzeigen, dass sie dem weltlichen Leben entsagen. Mit zunehmendem Alter geht die Anzahl der Haare bei fast allen Menschen von allein immer mehr zurück. Wenn dies bereits in jungen Jahren und in dramatischer Geschwindigkeit geschieht, sprechen wir von Haarausfall.

Wenn man die energetisch-feinstofflichen Ebenen in die Betrachtung mit einbezieht, muss allerdings infrage gestellt werden, ob ein Verlust des eigenen Haars, der über das Ausmaß seiner natürlichen Regenerationsfähigkeit hinausgeht, überhaupt »von allein« stattfinden kann. Es ist vielmehr damit zu rechnen, dass auf der Ebene der Vitalkräfte Haarausfall auch Energieausfall bedeutet. Auf der psychologischen Ebene wäre Haarausfall als Sichverschließen vor bestimmten Aspekten des Lebens und der eigenen Natur zu deuten. Denn Haarausfall ist, rein vom äußeren Vorgang her, nichts als ein Sichverschließen der Haarwurzel. Aus schamanischer Sicht sind die Haare unsere Antennen, die in die feinstoffliche Welt reichen. Sie verbinden uns mit unseren feinstofflichen Körpern und den unsichtbaren Welten.

Von hier aus gelangt man zu einer recht einfachen möglichen Erklärung, warum mehr Männer als Frauen unter Haarausfall zu leiden haben. Denn es ist nun einmal so: Männer verschließen sich häufiger und konsequenter ihren Gefühlen und ihrer natürlichen Körperlichkeit. Das Haar ist nun einmal die augenscheinliche Repräsentanz des dem zivilisierten Menschen verbliebenen Anteils an urwüchsiger, ungezähmter Lebenskraft – schließlich wächst es das ganze Leben lang, anders als andere Körperteile.

Doch man sollte auch hier jegliches Beurteilen vermeiden. Was auf der kollektiven Ebene gilt, muss auf der individuellen Ebene noch lange nicht zutreffen. Jeder wird kahlköpfige Männer kennen, die in sehr innigem Kontakt zu ihren Gefühlen stehen und ihre Körperlichkeit auf angenehme und

harmonische Weise leben. Und die Ursachen für Haarausfall können individuell sehr unterschiedlich sein. Für uns, die wir unseren Körper in seinen idealen Zustand zurückführen möchten, ist das Thema Haare natürlich zentral. Schöne, glänzende, volle Haare spiegeln wider, dass der Mensch gesund und vital ist, dass er sich selbst und das Leben annimmt und genießt.
Somit rückt neben der Körperpflege auch die Ernährung wieder in den Blickpunkt unseres Interesses. Insbesondere die durch die heute übliche Ernährungsweise fast bei jedem festzustellende Übersäuerung des Körpers ist fatal für Wachstum und Gesundheit unseres Haars. Eine basische Ernährung und eine Entsäuerungskur nach Dr. Peter Jentschura können ihr meiner eigenen Erfahrung nach erfolgreich entgegenwirken. Bei Bedarf empfehle ich dir, dich damit auseinanderzusetzen.

Äußerliche Haarpflege

Eines gleich vorneweg: Geeignete Pflegeprodukte zeichnen sich – aus meiner Sicht – weniger durch das aus, *was* sie enthalten, als dadurch, was sie *nicht* enthalten. Im Grunde weiß heute doch wohl schon fast jeder, dass wir Konsumenten durch die komplizierten Inhaltsdeklarationen auf den handelsüblichen Produkten eher desinformiert als informiert werden sollen. Wer kann schon diese winzigen Buchstaben ohne Mühe lesen? Geschweige denn die Codes, Abkürzungen und chemischen Fachbegriffe verstehen? Es ist allgemein anerkannt, dass zahlreiche von den Behörden zugelassene Stoffe gesundheitsschädlich sind. Zwar werden Grenzwerte für die Mengen, in denen sie verwendet werden dürfen, festgelegt, doch sind diese erstens in der Regel viel zu hoch und zweitens wird dabei immer nur jeder Stoff einzeln für sich berücksichtigt. Dass wir tagtäglich und unser ganzes Leben lang viele dieser giftigen Stoffe aufnehmen, wird verdrängt.

Wenn du also das nächste Mal in die Drogerie gehst, um dir Körperpflegemittel zu kaufen, nimm eine Lupe mit, und informiere dich über die Inhaltsstoffe. Auch hier gilt unser Grundsatz: Ohne persönlichen Einsatz kommst du nicht zum Ziel. Aber es lohnt sich, da kannst du dir sicher sein.

Tipp: Wasche deine Haare doch einmal mit Lavaerde. Sie ist besonders empfehlenswert bei empfindlicher oder unreiner Haut, bei sensibler Kopfhaut sowie bei Schuppen und fettigem Haar. Lavaerde ist Mineralkosmetik ohne Tenside und besteht ausschließlich aus natürlichen Tonmineralien.
In Bioläden findest du schonende Shampoos, aber ich rate dir, auch deren Inhaltsangaben zu studieren. Denn wo heute »Bio« draufsteht, ist keineswegs immer auch nur »Bio« drin. Leider enthalten auch so manche Biokörperpflegeprodukte aggressive Tenside.

Ich selbst folge einer einfachen Regel: Ich lasse grundsätzlich nichts an mein Haar und auf meine Haut, was ich nicht auch essen könnte. Als Haarspülung und als Badezusatz benutze ich beispielsweise gern die Kräuter, die in meinem Garten wachsen: Liebstöckel, Salbei, Zitronenmelisse, Brennnessel, Thymian, Minze. Diese trockne ich auch, um sie während des Winters nicht nur als Gewürz und für Tees, sondern auch als Badezusatz und für die Haarspülung zur Verfügung zu haben. Für die Haut und für Haarpflegeprodukte, die ich mir selbst herstelle, benutze ich nur gute Speiseöle.
Du wirst auch hier eine dir gemäße Form finden, mit diesem Thema umzugehen. Es sollte dich nicht entmutigen, wenn ich dir in dieser Beziehung als äußerst konsequent erscheine. Schließlich habe ich viele Jahre damit zugebracht, den inneren Zustand zu erreichen, der dafür erforderlich ist. Und ich habe mir nach und nach die äußeren Voraussetzungen geschaffen, um nach meinen eigenen Vorstellungen zu leben. Nimm es einfach als etwas hin, an dem du dich ausrichten

kannst, was du aber keineswegs sklavisch befolgen sollst. Bitte nicht! Jeder kleine Schritt, der aus innerer Überzeugung getan wird, ist besser als ein zu großer Sprung nach vorn, mit einer Landung, die dich zu Fall bringt ...
Eines solltest du dir allerdings immer wieder sagen, auch wenn es ein bisschen wehtun sollte: Du kannst energetisch sehr viel tun und bei dir verbessern, aber wenn du das Haar täglich mit Chemie behandelst, geht es irgendwann trotzdem kaputt.

DIE KRAFT DER GRÜNEN BIOENERGETISCHEN FELDER

Kümmern wir uns nun aber darum, welche feinstofflichen Informationen unsere Haare und die natürliche Haarfarbe auf der energetischen Ebene fördern. Was von dorther besonders förderlich wirkt, ist die Schwingung der bioenergetischen Felder der Pflanzen. Ich nenne sie auch ganz einfach »grüne Felder«. Um nachzuvollziehen, was ich damit meine, denke an Frühling und Sommer, an grüne, üppige Wiesen. Das Grün sprießt überall in voller Pracht – siehst du, wie die Luft flirrt vor überschießendem Leben, spürst du, wie die Erde atmet und ihre Vitalität in alle Richtungen verströmt? Wenn du dem jetzt nachspüren kannst, verstehst du spontan, was gemeint ist.
Diese Vitalität ist eingespeichert in das Grün unserer physischen Nahrung, besonders in Salatblättern und Gräsern. Auf geistiger Ebene nehmen wir sie auf, indem wir uns innerlich damit verbinden – so, wie du es eben bereits getan hast. Die grünen bioenergetischen Felder stehen in engem Zusammenhang mit den Zukunftsfeldern, die bereits beschrieben wurden. Alles, was grün und lebendig ist, trägt uns in die Zukunft, denn es trägt das Leben in sich, dessen hervorstechendes

Merkmal es ist, sich ständig selbst zu erneuern. Und genau das ist es doch, was wir erreichen wollen.
Russische Heiler benutzen diese Lebensenergie spendenden Schwingungen gezielt zur Heilung und Verjüngung. Als ich etwa 18 Jahre alt war und in der Ukraine lebte, beobachtete ich einmal, wie mein Onkel, der auch ein Geistheiler war, eine großflächige Verbrennungsnarbe am Kopf eines Jungen behandelte. Nach der fünften oder sechsten Sitzung spross an dieser Stelle, die durch die Verletzung gänzlich kahl gewesen war, schon wieder leichter Haarflaum. Ich fragte meinen Onkel, was es damit auf sich hatte, und er antwortete, er habe den Jungen mit dem grünen Biofeld bestrahlt. Als ich denselben Jungen, inzwischen zum Mann geworden, später einmal wiedersah, stellte ich fest, dass er einen ganz dichten Haarschopf hatte.
Was geschieht bei dieser Art der Behandlung?
Dabei wird durch mentale Kraft die Schwingung der grünen Felder mit der Schwingung der Körperzellen verbunden. Die Heiler in Russland nennen das eine »Bestrahlung«. Das bedeutet, der Heiler lenkt auf geistigem Wege die Kraft des grünen bioenergetischen Feldes auf den Patienten und verankert dessen Schwingung in seinen Zellen, in diesem Fall in den Hautzellen am Kopf. Die Wirkung ist auf energetischer Ebene übrigens sofort sichtbar. Ich hatte auch damals beobachten können, wie der feinstoffliche Körper des Jungen deutlich heller zu leuchten begann, allerdings ohne mir das erklären zu können. Von meinem Onkel erfuhr ich, dass dieses Leuchten die Erhöhung der Lebensenergie der Körperzellen anzeigte. Auf physischer Ebene zeigte sich die Wirkung, wie gesagt, dann erst einige Sitzungen später an der betroffenen Körperstelle.
Auch wenn du (noch) nicht über solche Fähigkeiten verfügst, kannst du dir dieselbe Energie zunutze machen. Deshalb ist für dich der Aufenthalt in der freien Natur auch so wohltuend. Denn auch du profitierst davon, dass die Schwingungen der

Pflanzen, der Erde und der Luft unseren Körper mit frischer Lebensenergie versorgen. Indem wir uns bewusst auf die Frequenzen der grünen Pflanzen einstellen, können wir diese Wirkung sofort verstärken und für unsere Genesung, auch für die Organwiederherstellung, wichtige Aufbauhilfe leisten.

Tipp: Trinke möglichst oft grüne Smoothies. Dazu werden grüne Blätter, süße Früchte und etwas Wasser in einem Mixer zu einem leckeren Trank gemixt. Ein Smoothie ist schmackhaft, nährend, vitalisierend und macht schöne Haut und schöne Haare. Ich trinke jeden Tag zum Frühstück mindestens einen Liter davon.

Die folgende Übung versorgt dich mit der Lebensenergie der grünen bioenergetischen Felder der Pflanzen. Das beschleunigt alle Regenerationsprozesse deines Körpers und wirkt sich ganz besonders auf deinen Haarwuchs aus, es hat eine günstige Wirkung auf die Produktion körpereigenen Melanins, was deinen Haaren ihre natürliche Färbung verleiht. Du brauchst dafür nur wenige Minuten und kannst diese Übung beispielsweise während eines Spaziergangs machen.
Lies den Text durch, dann probiere es gleich selbst aus.

ÜBUNG: VERBINDUNG MIT GRÜNEN BIOENERGETISCHEN FELDERN

Stelle dir ein kraftvolles grünes bioenergetisches Feld vor, mit sprießendem Gras, sattgrünen Sträuchern und hohen, starken Bäumen. Spüre und rieche das Grün, die seidige Luft und die süße Schwere des Dufts der Erde. Und dann verbinde dich damit, indem du das Energiefeld in deiner Vorstellung in dich aufnimmst, es einatmest, indem du selbst zu dieser grünen Lebensenergie wirst. Fühle die fruchtbare Erde und das Leben, das dort entsteht und sich in saftigem Gras, grünen Pflanzen und majestätischen Bäumen ausdrückt.

Verbinde dich damit und flute mit diesem Gefühl jede einzelne deiner Zellen. Erfasse in aller Deutlichkeit, dass jede Zelle diese Schwingung begierig in sich aufsaugt und die Information in deine DNA schreibt. Nimm sinnlich wahr, wie dein physischer Körper sie sich einverleibt. Fühle, wie dein ätherischer Körper sie in sich verankert, wie dein emotionaler Körper sie in sich verwebt und wie der mentale Körper sie für immer und ewig in sich aufnimmt. Nimm wahr, wie dein spiritueller Körper diese Information über die Quelle des sprießenden, vor Vitalität berstenden Lebens dir zur Verfügung stellt!
Fühle, was es mit deinem Körper und deinen Kopfhaaren macht. Wie fühlen sie sich dabei? Wie werden deine Haare ab jetzt wachsen, wie werden sie aussehen?

Wie das Gras, so braucht auch dein Haar einen guten, gesunden, fruchtbaren Boden. Wenn der Kopfhaut die notwendigen Mineralstoffe fehlen, ist der Boden, aus dem deine Haare sprießen, zu sauer. Dem kann abgeholfen werden! Sogar wenn du bereits eine Glatze bekommst, kannst du deiner Kopfhaut noch einen großen Gefallen tun, indem du ihrer Übersäuerung entgegenwirkst.

Tipp: Dies ist zwar eine sehr geruchsintensive Angelegenheit, dafür aber äußerst wirksam, vorausgesetzt, du machst es vor jeder Haarwäsche. Reibe oder mixe eine Zwiebel, bis ein Brei entsteht, drücke den Saft durch ein feines Sieb oder ein Stofftuch. Massiere diesen Saft in die Kopfhaut ein, wickle eine Folie darüber und lass es etwa eine halbe Stunde einwirken. Danach spüle es mit viel Wasser ab, und wenn du magst, wasche dann noch mit Wascherde nach. Du kannst danach deine Haare mit Zitronenwasser abspülen, das vertreibt den Zwiebelgeruch. Dazu brauchst du den Saft einer halben Zitrone auf zwei Liter Wasser.

Die Übungen, die nun kommen, empfehle ich besonders allen, die bereits eine Glatze oder graue Haare haben. Es geht wiederum darum, die Kopfhaut zu entsäuern und die Melaninproduktion gezielt zu aktivieren.
Lies alles gut durch, bis du es verinnerlicht hast, dann führe es praktisch durch.

MEDITATIONSREISE ZUR KOPFHAUT

Konzentriere dich auf deine Körperwahrnehmung. Entspanne dich, indem du bewusst ein- und ausatmest. Dann lass dein Bewusstsein zu deiner Kopfhaut, zum »Erdboden« auf deinem Kopf, wandern.
Spüre deine Kopfhaut. In deiner Vorstellung stehst du gerade auf dem Erdboden deines Kopfes und schaust: Wie sieht es hier aus, wie fühlt es sich an?
Beschreibe es dir, nimm dabei so viel wie möglich wahr: Gefühl, Geruch, Geschmack, Aussehen, Verspannungen. Stelle mit allen Sinnen fest, wie es um deine Kopfhaut steht.
Nun lass deine Kopfhaut wissen, dass du für sie da bist. Dass du gekommen bist, um dich um sie zu kümmern.
Als Nächstes kannst du selbst zu deiner Kopfhaut werden. Atme dich in diesen Teil deines Körpers hinein, verschmelze damit und nimm wahr, wie es dir als deine Kopfhaut geht. Bist du zufrieden, fühlst du dich geliebt? Fehlt dir etwas? Frage dich als Kopfhaut: Habe ich ein tiefes inneres Verlangen, etwas zu sein, etwas zu werden, etwas zu bekommen? Wenn ja, was wäre es?
Dann kümmere dich darum, erfülle dir deine Wünsche und Bedürfnisse, indem du es dir nicht nur als Bild gibst, sondern auch als Gefühl fließen lässt, so lange, bis du die Harmonie in dir wiederhergestellt hast.

Die Bedeutung der Melaninproduktion

Melanin (von griechisch »schwarz«) ist der körpereigene Stoff, der durch rötliche, braune oder schwarze Pigmente dem Haar eines Menschen die charakteristische Färbung verleiht. Wird es nicht mehr ausreichend produziert, wird das Haar weiß.

Die folgende Übung reaktiviert die Melaninproduktion und erinnert die Haarzellen daran, sich erneut in die kosmische Ordnung einzuschwingen. Ich empfehle, sie ein- bis zweimal pro Woche zu machen, zusammen mit weiteren Übungen, die du selbst als passend empfindest. Denke immer daran: Wohin du deine Aufmerksamkeit lenkst, dorthin fließt auch die Energie, mit der du deine Aufmerksamkeit färbst.

Lies alles gründlich durch, bis du es verinnerlicht hast, dann gehe zur Praxis über.

ÜBUNG: DIE MELANINPRODUKTION ANREGEN

Fühle nach innen, in deinen ganzen Körper hinein, besonders aber in deine Kopfhaut. Frage dich und spüre nach, wie es bei dir dort mit der Melaninversorgung aussieht.

Wie geht es deinen Melanozyten, den Bräunungszellen? Wie fühlen sie sich? Werden hier die notwendigen Enzyme gebildet und deinem Haar zur Verfügung gestellt? Fühlt es sich frei und stimmig an, dann gratuliere ich dir. Falls nicht, dann hast du noch etwas zu tun. Hier folgt es:

Gehe innerlich zu deinen Melanozyten, mit liebevoller Aufmerksamkeit. Begrüße sie. Frage, wie es ihnen geht. Haben sie dir etwas zu sagen? Haben sie Wünsche und Bedürfnisse?

Erfülle ihre Wünsche schon jetzt durch das Gefühl, das du in dir erzeugst. Und wenn dein Körper dich darum bittet, in der Zukunft für ihn etwas auf der physischen Ebene zu tun, dann versprich ihm, es zu erfüllen.

Und jetzt gib einen Impuls des Lichts in dich hinein. Entzünde das Licht in dir in jeder einzelnen Zelle, sieh mit deinem inneren Auge, wie die Sonne in jeder deiner Körperzellen aufgeht und dein Wesen von innen her erleuchtet, verbindet, wärmt und heilt. Atme dieses nährende Licht in jeden Winkel des Körpers.

Dann nimm wahr, was sich dadurch in dir verändert.

Da jetzt – durchaus im wörtlichen Sinne – der Boden bereitet und die Kopfhaut entsprechend bearbeitet ist, können wir als Nächstes mit unseren Haarwurzeln in Kontakt treten.

Lies den Text der folgenden Übung wie immer aufmerksam und führe sie dann gleich durch.

ÜBUNG: DIE HAARWURZELN REGENERIEREN

Lass dein Bewusstsein zu deinen Haarwurzeln fließen und nimm sie durch dein Gefühl und deine innere Sicht wahr.

Schau, wie stabil die Wurzeln sind, wie lebendig. Wie gut sind sie im Boden verankert! Aber bekommen sie auch genügend Nährstoffe?

Frage dich, was das sein könnte. Auf welcher Ebene besteht für deine Haarwurzeln eine Bedürftigkeit? Fehlt es ihnen an Beachtung, an Gefühl oder einfach an der richtigen stofflichen Nahrung? Dann gib es ihnen. Empfinde, wie du es ihnen schenkst, und spüre nach, was sich dadurch verändert.

Danach verbinde das, was du getan und erreicht hast, mit allen fünf Körpern: dem physischen, ätherischen, emotionalen, mentalen und spirituellen Körper. Nimm deine Haare im umfassenden Sinne des Wortes ganzheitlich wahr. Wie geht es ihnen jetzt? Wie werden sie jetzt wachsen, wie können sie sich nun entfalten?

Tipp: Eine Avocado-Olivenöl-Haarmaske repariert geschädigtes Haar und regeneriert die Kopfhaut. Und so stellst du sie selbst her: Eine halbe Avocado mit etwa zwei Esslöffeln

Olivenöl pürieren und auf die Haare verteilen. Lass alles eine halbe Stunde einwirken, dann spüle es mit viel Wasser ab.

Bei einem meiner Seminare nahm eine Frau ihre Haarwurzel als Knoblauchknolle wahr. Sie mochte aber keinen Knoblauch. Das bedeutete, sie lehnte unbewusst ihre Haarwurzeln ab. Ich bat sie, in ihrer Vorstellung selbst zu ihrer Haarwurzel, vor ihrem geistigen Auge als Knoblauchknolle gesehen, zu werden. Als sie fühlte, wie es ihr dabei erging, erkannte sie, was sie mit ihrer unbewussten Ablehnung anrichtete: Ihr Haar war schon ganz trocken und wie leblos geworden und begann eine graue Farbe anzunehmen. Es mag seltsam klingen, aber auch als Haarwurzel wünscht man sich bedingungslose Annahme und Liebe! Aber ist das wirklich verwunderlich, wo doch alles aus der Liebe kommt und das Leben nur in Liebe gedeihen und gesunden kann?
Du hast jetzt selbst gesehen und erfahren, dass unsere Haare ähnlich wie Pflanzen einen guten Boden, liebevolle Fürsorge und lebendiges Licht brauchen. Und wie für die Pflanzen ist auch für unsere Haare das Wasser sehr wichtig.
Lies aufmerksam und mit freiem Geist die nun folgende Übung und führe sie am besten sogleich aus.

ÜBUNG: WASSER FÜR DIE HAARE

Nimm wieder deinen Haarboden, die Haarwurzeln und das gesamte Haar wahr. Betrachte alles mit gesammelter Aufmerksamkeit durch dein inneres Auge. Fühle es. Empfinde es. Werde zu ihm!
Frage dich: Wie viel Wasser steht meinen Haaren jetzt zur Verfügung? Lausche in dich hinein. Schau, welches Bild sich dir zeigt, welches Gefühl du bekommst.
Falls du feststellst, dass es zu wenig Wasser ist, dann frage dich: Woran liegt das? Möglicherweise kommt die Antwort als Bild, als Gefühl, als Symbol oder als inneres Wissen. Dann

integrierst du es in dein Inneres, indem du es einatmest, selbst zu dem wirst und es in alle deine Zellen und in deinen Haarboden, die Haarwurzeln und in das gesamte Haar strömen lässt, bis du das Gefühl hast, du bist gut mit Wasser versorgt. Danach bedanke dich dafür bei dir selbst.

Tipp: Kämme dein Haar jeden Tag mit einer Naturborstenbürste. Das durchblutet und belebt den Haarboden und macht deine Haare glänzend und geschmeidig.

Somit hast du erfahren, dass äußerliche und innerliche Pflege gleichermaßen wichtig sind. Du hast auch erfahren, dass dein Haar unbedingt die richtige Ernährung und Pflege braucht. Und du hast gelernt, dein Haar energetisch zu heilen, sodass es besser wachsen, seine ursprüngliche Fülle und seine natürliche Färbung behalten oder wieder erwerben kann. Nun geht es an unser wohl wichtigstes Verdauungsorgan.

DER DARM

Der Darm eines Erwachsenen ist etwa acht Meter lang und hat wegen der feinen Darmzotten eine Oberfläche von etwa 400 bis 500 Quadratmetern. In der Schleimhaut des Dickdarms sitzen über 70 Prozent der Abwehrzellen unseres Immunsystems. Sie sind dazu da, Krankheitserreger und Giftstoffe unschädlich zu machen. Bei unserer modernen Lebensweise gelangen diese hauptsächlich mit der Nahrung in den Körper. Unser Darm wird auch als zweites Gehirn bezeichnet, weil er von mehr als 100 Millionen Nervenzellen umhüllt ist. Der Darm ist das Gegenstück des Kopfhirns im vegetativen System, seine Zelltypen, Wirkstoffe und Rezeptoren weisen eine große Ähnlichkeit mit denen des zerebralen Systems im Schädel auf.

Wie wichtig eine gesunde Verdauung ist, merken wir erst, wenn der Darm Probleme macht. Ein altes Sprichwort besagt: »Im Darm sitzt der Tod.« Aber im Darm sitzt auch das Leben – wenn er gesund und intakt ist, dann haben wir viel Energie zum Leben. Galina Schatalova, eine russische Ärztin und Wissenschaftlerin, die noch im Alter von 90 Jahren Bücher schrieb, bewies durch ihre Forschungen und Experimente, dass der Darm eine physische und psychische Kraftquelle ersten Ranges ist. Wenn man sich artgerecht ernährt und eine harmonische Psyche sein Eigen nennen kann, ist der Körper des Menschen sogar in der Lage, Sauerstoff und Wasser selbst zu erzeugen! Im Darm werden alle lebensnotwendigen Stoffe gebildet und daraus die Energie und Wärme erzeugt, die uns auch im kalten Winter, sogar im russischen Winter, warm halten.

Wenn unser Darm aber unser zweites Gehirn ist, dann muss er, um seinen Beitrag zur Gesundheit des ganzen Menschen zu leisten, entsprechend den Gesetzmäßigkeiten, die wir bereits kennengelernt haben, auch mit einem gesunden Glaubenssystem arbeiten. Er muss, so eigenartig dies zunächst klingen mag, dafür frei werden, kreativ und großzügig zu denken. »Frei werden« ist hier im wahrsten Sinne des Wortes zu verstehen. Leider ist heutzutage fast jeder Darm mit Bergen von Kot verstopft. Und ich übertreibe nicht, wenn ich »Berge« sage. Deshalb ist die Reinigung des Darms ein wahrhaftiger Akt der Befreiung, nämlich der Befreiung des Potenzials unseres zweiten Gehirns, ohne dessen Mitarbeit jede Ganzkörperregeneration und Verjüngung Stückwerk bleiben muss. Die Mittel dazu sind einfach, man muss sie nur kennen und zu nutzen wissen.

Ein Wassereinlauf beispielsweise ist so eine Methode. Der wichtigste Grund, warum der Arzt Abführmittel trotzdem verschreibt, ist, dass diese etwas kosten, ein Einlauf jedoch umsonst ist. Und selbst der Arzt wird dazu nicht gebraucht. Sich einen Einlauf zu geben wird zunächst einige Überwindung erfordern. Aber schon diese leichte Anstrengung ist, ganz im Sinne unserer Methode, ein Beitrag, um nicht nur deinen Darm, sondern auch deine Gedanken in Ordnung zu bringen. Und außerdem: Wenn schon dein Darm verstopft ist, kann auch dein Geist sich nicht frei entfalten. In Russland, Kasachstan und der Ukraine steckt die Anwendung von moderner Medizintechnik und Pharmazie teilweise noch in den Kinderschuhen. Ein Vorteil davon ist, dass Abführmittel so gut wie unbekannt, Einläufe dagegen eine ganz normale Sache sind.

Allgemein schenkt die russische Heiltradition dem Darm eine weit größere Aufmerksamkeit, als es hier in Deutschland der Fall ist. Gerade bei chronischen Krankheiten wird nicht nur vom Heiler, sondern sogar von vielen Ärzten empfohlen, über einen längeren Zeitraum eine gründliche Darmsanierung durchzuführen und Diät zu halten. Man weiß dort einfach noch, dass dies dem gesamten Körper einen enormen Nutzen bringt. Ich selbst bekam als Kind immer Wassereinläufe, wenn ich starke Grippe oder Magenverstimmung hatte. Ich weiß noch, wie schnell die Symptome verschwanden und ich auch ohne Medikamente gesundete.

Wenn du es selbst ausprobierst, verwende bitte kein Klistier, sondern immer nur reines, lauwarmes Wasser. Man kann auch Kräutertees verwenden, sprich im Zweifelsfall mit einem Heilpraktiker darüber.

Tipp: In der Apotheke kaufst du dir am besten einen Irrigator, das ist ein spezieller Behälter mit Schlauch und Einlaufrohr. Du füllst den Behälter mit lauwarmem Wasser und streichst das Einlaufrohr mit Öl ein. Ideal dafür eignen sich Kokos-, Sesam-, Sonnenblumen- oder ein anderes Speiseöl. Bitte verwende keine Vaseline!

Du hängst den Behälter zum Beispiel auf dem Handtuchhalter auf, bückst dich nach vorn und führst das Einlaufrohr behutsam in deinen After. Lass das Wasser laufen, solange du

es aushältst. Wenn du das Wasser nicht mehr halten kannst, schließe das Einlaufrohr und entlasse alles aus deinem Darm in die Toilette. Du kannst diese Prozedur mehrmals wiederholten, bis dein Darm ganz rein ist.
Nach dem Wassereinlauf hat man ein unglaubliches Befreiungsgefühl und fühlt sich voller Energie.

Tipp: Erlege dir einmal pro Woche 18 bis 24 Stunden Fastenzeit auf. Am einfachsten ist das durchzuführen, wenn du mittags das letzte Mal isst und am nächsten Tag ebenfalls mittags beginnst, wieder zu essen. Das entlastet deinen Darm und öffnet deinen Geist.

MENTALE DARMREINIGUNG

Wir beschäftigen uns als Nächstes mit der mentalen Reinigung des Darms und aktivieren dabei unser gesamtes Verdauungssystem. Bitte bedenke, dass du, wenn du diese Methode anwendest, ungezwungen und jederzeit die Toilette erreichen können solltest.
Und nimm dir Zeit. Vielleicht planst du die Anwendung dieser Methode an einem ruhigen Wochenende ein oder du integrierst sie in eine Fastenkur. Wichtig ist, dass du zusätzlich viel reines, energetisiertes Wasser trinkst. Du kannst die Reinigung auch durch frisch gepresste Säfte und viele grüne Smoothies weiter unterstützen und beschleunigen.
Der Prozess wird im Mund gestartet. Danach gehst du innerlich zur Speiseröhre über, dann zum Magen, zur Bauchspeicheldrüse, Leber und Gallenblase, zum Dünndarm und Dickdarm und zuletzt zum After. Gehe die Organe alle nacheinander durch. Du kannst auch bei einzelnen Stationen länger verweilen, wenn dir danach ist.
Nachdem du diesen Prozess einmal durchlaufen hast, kannst

du beim nächsten Mal etwas zügiger vorgehen. Die Organempfindungen werden sich mit der Zeit verändern, alles wird sich heiler anfühlen. Du kannst den Prozess mit dem Toilettenbesuch verbinden, damit deine Entleerung optimal funktioniert. Das Prinzip ist immer gleich: Organ fühlen und annehmen, was ist; Bedürfnisse erfühlen und sich darum kümmern; Liebe, Dankbarkeit, Wertschätzung und zum Schluss Licht geben.
Ich leite dich hier in allgemeiner Weise an. Du selbst wirst intuitiv wissen, was dein Organ in dem Moment braucht. Du gibst es dir in Form eines Gefühls, eines Bildes, als Geruch, als Worte, als ein Summen, durch Bewegungen – oder was immer du für geeignet hältst. Sei einfach offen und kreativ – und vertraue deiner inneren Stimme, den spontanen Bildern und den ersten Gedanken, die in dir aufsteigen.

Du kannst die folgende Meditationsübung im Sitzen oder im Liegen machen. Aber bitte nur dort, wo du auch problemlos eine Toilette aufsuchen kannst. Nimm den Text am besten auf oder lass dich von jemandem anleiten.

ÜBUNG: MENTALE REINIGUNG DES VERDAUUNGSTRAKTS

Atme tief und gesammelt. Lass dein Bewusstsein nach innen fließen. Spüre deinen Körper von innen her und von außen.

Mund

Konzentriere dich auf deinen Mund. Nimm deinen Mund wahr. Überprüfe ihn mit deinem Gefühl: Wie fühlt es sich in der Mundhöhle an? Schau mit deiner inneren Sicht, gibt es hier Farben, Formen, Räume?
Bewege deine Zunge über deine Zähne, streichle auch deinen Gaumen mit ihr und lasse sie über die Lippen gleiten.
Ist das ein gutes Gefühl? Entstehen dabei schöne Bilder? Wenn

nicht, frage deinen Mund, was ihm fehlt. Was ist sein tiefster innerer Wunsch?
Gib deinem Mund alles, was er braucht. Bis er sich frei anfühlt, bis du schöne, harmonische Bilder siehst.
Jetzt visualisiere einen Lichtstrahl, von der höchsten Quelle kommend, strömt er in dein Kronen-Chakra und dann in deinen Mund. Alles wird mit Licht erfüllt, sodass dein Gesicht, und vor allem dein Mund, von innen her zu leuchten beginnt. Nimm es wahr! Das Licht reinigt, harmonisiert und heilt. Fühle, wie dein Mund, dein Kiefer und dein ganzes Gesicht sich dabei entspannen.
Dann sammle etwas Speichel im Mund und schlucke ihn langsam hinunter. Fühle, wie dein Speichel nach unten durch die Speiseröhre in deinen Magen fließt und die neuen, harmonisierenden, lichtvollen Informationen weiterträgt.

Speiseröhre

Jetzt wendest du deine Aufmerksamkeit deiner Speiseröhre zu. Fühle sie, nimm sie mit deinem inneren Auge wahr. Schaue nach Farben, Formen, Qualitäten.
Geht es deiner Speiseröhre gut? Wenn hier etwas nicht ganz vollkommen ist, dann heilst du es, indem du ihm deine Liebe, deine Zuwendung, Wertschätzung und Dankbarkeit gibst. Frage deine Speiseröhre nach ihrem tiefsten inneren Wunsch. Und wenn deine Speiseröhre etwas von dir braucht, gibst du es ihr. In Form vom Gefühl, Visualisierung, heilenden Worten – was immer du willst.
Danach sieh, wie der Lichtstrahl deine Speiseröhre durchströmt, auffrischt, belebt und heilt.

Magen

Gehe mit deiner Aufmerksamkeit nun weiter zu deinem Magen. Nimm ihn gefühlsmäßig und durch innere Bilder wahr. Wie sieht er von innen und wie von außen aus? Schrecke nicht vor dunklen Bildern zurück, sondern nimm alles so an, wie es

ist. Das ist dein Magen, und wenn du kein schönes Gefühl und kein angenehmes Bild bekommst, entscheide dich noch mehr dafür, dich um deinen Magen zu kümmern. Sage deinem Magen: »Ich bin jetzt da und sorge für dich, weil du mir sehr wichtig bist. Es tut mir leid, dass ich mich früher nicht gut um dich gekümmert habe.«
Am meisten brauchen unsere Organe Liebe und Zuwendung. Sie brauchen Aufmerksamkeit und ein Gefühl von Zugehörigkeit. Eine Bestätigung, dass sie geliebt werden, dass sie wertvoll sind. Dann erblühen ihre Kraft und Kreativität, und sie sind bereit, alles für uns zu tun. Sie möchten gesund sein, ganz sein und strahlen – in einem Wort: mit uns verbunden sein.
Also gibst du deinem Magen alles, was er braucht. Danach visualisierst du, wie das Licht deinen Magen erleuchtet. Das Licht heilt dich und verbindet dich mit deinem Magen.

Bauchspeicheldrüse

Dein Bewusstsein fließt jetzt zu deiner Bauchspeicheldrüse. Du nimmst sie mit wachem Sinn wahr. Und stellst auch hier fest, wie sie sich fühlt und von innen und von außen her aussieht. Du gibst ihr alles, was sie für die Heilung braucht, deine Liebe, deine heilenden Worte, deine tiefe Dankbarkeit. Danach flutest du die Bauchspeicheldrüse mit Licht. Dann spürst du, wie das in dir wirkt, was es mit dir macht.

Leber

Jetzt ist deine Leber an der Reihe. Du konzentrierst dich voll und ganz auf sie, nimmst sie ganzheitlich wahr. Du schließt sie in deiner Vorstellung mit einem sehr liebevollen Gefühl in deine Arme. Bedankst dich für ihre Arbeit. Sendest ihr deine tiefsten Gefühle und erfüllst ihre Wünsche und gibst ihr alles, was sie sonst von dir braucht.
Danach schickst du auch ihr das Licht des Universums. Und deine Leber wird voll und ganz in diesem Licht verwoben und dadurch auch mit dir verbunden.

Gallenblase

Auf die gleiche Weise bekommt auch sie deine volle Aufmerksamkeit. Du bist für sie da. Du nimmst sie wahr, sie ist für dich wichtig.

Du gehst alle Schritte sorgfältig durch, genau wie bei den anderen Organen, bis deine Gallenblase sich wieder ganz und heil anfühlt. Dann schenkst du ihr das Licht und spürst eine tiefe Dankbarkeit in dir.

Dünndarm

Beim Dünndarm angekommen, konzentrierst du dich vollkommen auf ihn. Nimm alles wahr und nimm alles an. Schenke ihm deine Achtung und Anerkennung. Du kümmerst dich jetzt um jeden Millimeter deines Dünndarms.

Fühle, wie dich das mit deinem Körper verbindet und dir ein Gefühl der Glückseligkeit verleiht. Bringe viel Licht auch in deinen Dünndarm.

Dickdarm

Deine ganze Präsenz ist jetzt im Dickdarm. Du verbindest dich innig mit diesem Organ. Sage deinem Dickdarm, dass du ihn liebst. Bitte um Vergebung dafür, dass du dich nicht besonders gut um ihn gekümmert hast. Nimm deinen Dickdarm so an, wie er ist, und heile ihn mit deiner Dankbarkeit und Wertschätzung, mit deiner Liebe und mit dem Licht, das nun in deinen Körper aus der höchsten Quelle des Universums einströmt.

After

Du bist beim After angelangt. Möglicherweise hat sich durch den ganzen Prozess hier bereits etwas verändert. Du bist jetzt für diesen Teil von dir ganz da. Du schickst deine Liebe, Dankbarkeit, erkennst und erfüllst tiefste innere Wünsche dieses Organs. Und behandelst es mit dem Licht und der Liebe.

Zum Schluss erfülle deinen ganzen Verdauungstrakt mit Dankbarkeit und Wertschätzung. Gehe noch einmal alles von oben nach unten mit deiner ganzen Aufmerksamkeit durch. Jetzt sende den Impuls nach innen: Reinigung, Regeneration, Heilung! Möge es jetzt geschehen!
Fühle, wie jetzt alle Verdauungsorgane beginnen, sich von altem emotionalem und grobstofflichem Müll zu befreien. Alles fängt an loszulassen, alles entspannt sich. Alles reinigt sich durch deine Anteilnahme und durch das Licht.
Mund und Zunge werden gereinigt. Fühle es. Die Speiseröhre wird vom Schleim und von abgestorbenen Zellen befreit. Der Magen wird durch das Licht saniert. Die Bauchspeicheldrüse wird von allem Alten und Unbrauchbaren erlöst. Die Leber wird gereinigt. Und auch die Gallenblase. Fühle es!
Dein Darm beginnt, seinen Inhalt in Richtung After zu befördern. Atme tief in den Bauch hinein. Lass los! Die Darmzotten werden befreit. Die Darmwände werden sauber und erstrahlen im Licht. Atme noch tiefer nach unten. »Ich lasse alles Alte los!« Alles darf jetzt fließen. Alles öffnet sich. Dein After öffnet sich und ist nun bereit loszulassen.
Fühle, wie das in dem Moment auch geschieht!
Vertraue darauf, dass dieser Prozess nun so lange weiterläuft, bis deine Verdauungsorgane sich vollkommen gereinigt und regeneriert haben.
Bedanke dich dafür!

Tipp: Lass deine Hüften kreisen, dann deinen Oberkörper. Das ist eine wunderbare Massage für deine inneren Organe und für deinen Darm, es stimuliert deine unteren Chakren und verbindet dich mit dem Element Erde in dir. Wenn du im Büro arbeitest, stehe einmal pro Stunde auf und kreise mit den Hüften etwa fünf Minuten in beide Richtungen.

Nun hast du gelernt, wie du deinen Verdauungstrakt mental reinigst und dich dadurch noch mehr um deinen Körper kümmerst. Spüre, wie du dich damit bereichert hast. Sei dankbar dafür und schicke diese Dankbarkeit dir selbst.

DAS HORMONSYSTEM

Das Hormonsystem ist ein Organsystem zur Steuerung der Körperfunktionen, die von Wachstum und Entwicklung über die Fortpflanzung bis hin zum täglichen Verdauungsvorgang und der Koordination von Stoffwechselvorgängen reichen. Deshalb beschäftigen wir uns in diesem Kapitel mit unseren Hormondrüsen und werden sie mit der Kraft unserer Absicht aktivieren, sodass sie dem Körper ihre lebenserhaltenden Kräfte zur Verfügung stellen.
Dabei werden wir folgende Organe ansprechen:

Hypophyse – in der Mitte des Schädels
Zirbeldrüse – in der Mitte des Schädels
Schilddrüse – im Halsbereich
Thymusdrüse – in der Nähe des Brustbeins
Nebennieren – über den Nieren
Bauchspeicheldrüse – in horizontaler Richtung vor der Wirbelsäule und hinter dem Magen
Keimdrüsen oder Geschlechtsdrüsen – bei Frauen sind es die Eierstöcke, seitlich im unteren Drittel des Bauches, und bei Männern die Hoden.

Einige Male im Jahr mache ich eine Hypophysen-Aktivierungskur, die bei mir eine Woche bis zu 40 Tagen dauern kann, je nach Lust und Laune. Dazu stehe ich etwas früher auf und gehe nach draußen, um eine Silberstrahlmeditation durchzuführen. Der Silberstrahl entsteht am Horizont 72 Minuten vor dem Sonnenaufgang. In den Sommermonaten verlangt einem diese Übung einiges ab, weil man dafür doch sehr zeitig aufstehen muss, im Herbst und Winter ist es dafür umso einfacher.

Am schönsten ist es wohl, diese Meditation direkt am Meer durchzuführen. Auch insofern am leichtesten, als dort der Horizont so unermesslich ist. Ich lebe in hügeligem Gebiet, aber ich habe eine Stelle an meinem Wohnort gefunden, an dem ich genügend Horizont habe, den Rest stelle ich mir einfach vor. Wichtig ist einfach, im richtigen Moment draußen zu sein – und dass man diesen Moment bewusst erlebt.

Bevor die Sonne über den Rand der Erde tritt, erstrahlt dieser im Silberlicht. Wenn wir diesen Moment bewusst erleben, führt dies zu einer Reaktion im Gehirn, genauer: in der Hypophyse. Die Wirkung auf dieses Organ von überragender Wichtigkeit ist für uns äußerst erwünscht. Da die Hypophyse eine »Königsdrüse« ist, das heißt, die anderen Hormonorgane steuert, werden von hier aus die Impulse an das gesamte System weitergeleitet und der ganze Körper wird dadurch angeregt und verjüngt.

Wer also meinem Beispiel folgen und Silberstrahlenergie für die Aktivierung der Hypophyse nutzen möchte, führt morgens draußen die folgende Meditation durch. Lies die Anleitung aufmerksam durch, um dir alles gut zu merken, oder schreibe dir die Stichpunkte auf ein Blatt Papier und nimm es mit nach draußen, wenn du die Meditation durchführst.

SILBERSTRAHLMEDITATION FÜR DIE HYPOPHYSE

Wende dich gen Osten und schau dir den Silberstrahl an, der am Horizont erstrahlt, bevor die Sonne über dem Rand der Erde zu sehen ist.

Schau dir dieses Licht an. Falls man es wegen Nebels oder anderer Hindernisse nicht wirklich sehen kann, stelle es dir vor. Und dann atme dieses Licht in dich ein und schicke es gedanklich und mit deinem Atem in die Hypophyse. Fühle, wie das Silberlicht deine Drüse erhellt und dort jede einzelne Zelle

durchdringt. Fühle diesen Moment! Breite deine Arme aus und atme bewusst und tief 18-mal ein und aus.
Fühle, wie deine Hypophyse dadurch lebendiger, elastischer, lichtvoller wird. Fühle, wie dadurch alle deine Drüsen in Licht erstrahlen und mit dem Licht mitschwingen. Versuche, es so gut, wie es geht, körperlich zu spüren.
Sage dir selbst: »Ich öffne mich für die Heilung. Mögen alle meine Hormondrüsen heil und ganz sein! Danke! So sei es!«
Fühle, wie dein Körper darauf reagiert.

Die folgende kleine Meditationsübung ist für die Schilddrüse. Ich habe sie schon vor einigen Jahren zur freien Nutzung ins Internet gestellt. Seitdem bekomme ich immer wieder Rückmeldungen, dass sie der Schilddrüse spürbar guttut, dass die Werte sich normalisieren und sich allgemeines Wohlbefinden einstellt. Eine Frau rief mich an, um sich bei mir persönlich zu bedanken, sie hat die Meditation einen vollen Monat lang täglich gemacht und brauchte keine Operation mehr!
Diese Meditationsübung ist bei Unter- und Überfunktion der Schilddrüse gleichermaßen wirksam. Sie hat einen harmonisierenden und heilenden Effekt auf dein ganzes Körpersystem.
Nimm die Übung selbst auf Tonträger auf oder höre sie übers Internet, du findest sie auf meiner Website (Link siehe Anhang, Seite 236).

ÜBUNG: DIE SCHILDDRÜSE MIT PERLMUTT NÄHREN

Lass dein Bewusstsein in deine Schilddrüse fließen. Atme dich dahin. Spüre, wie sie aussieht. Hat sie eine Farbe, Form, Konsistenz? Wie geht es ihr, wie fühlt sie sich selbst?
Lass alles da, was sich dir hier zeigt. Lehne nichts ab, verurteile nichts. Nimm alles, was sich dir zeigt, liebevoll an. Schicke deine Liebe dahin, Verständnis, Dankbarkeit und Anerkennung.

Atme die Perlmuttfarbe in dich hinein und schicke auch diese wohltuende Farbe in deine Schilddrüse.
Ich spüre mit jeder meiner Fasern: Perlmutt ist die Farbe der Erholung und Regeneration, des tiefen Einblicks in meine eigene innere Mystik und in das ungeahnte Wunder meiner selbst. Perlmutt umschmeichelt mich, hält und schützt mich. Ich atme mit der Perlmuttfarbe die Ewigkeit des Meeres in mich ein und kehre in den Schoß des Lebens zurück. Zeit spielt keine Rolle – die Unendlichkeit der Ewigkeit ist in mir.

Die nächste Übung ist sehr einfach, aber auch sehr wirksam. Sie aktiviert deine Thymusdrüse und hat eine positive Wirkung auf dein gesamtes Immunsystem. Du kannst sie so oft du willst machen, ganz besonderes dann, wenn du spürst, dass du krank wirst oder wenn du es bereits bist.

ÜBUNG: KLOPFMASSAGE FÜR DIE THYMUSDRÜSE

Klopfe etwa eine Minute lang leicht mit den Fingern auf deine Thymusdrüse, die sich in der Mitte des Brustbeins befindet, und lächle dabei. Fühle, wie dein Lächeln nach innen fließt und jede Zelle deiner Thymusdrüse berührt.

Nun nochmals eine Meditation mit einer Farbe. Violett hat unter allen Farben die höchste spirituelle Schwingung. Es ist universelle Liebe, steht für Transformation und Heilung. Violett verbindet mich mit meinem höheren Selbst, mit dem Göttlichen, von dem alle Heilung kommt.

ÜBUNG: VIOLETT FÜR DIE NEBENNIEREN

Reibe deine Hände, bis sie warm werden. Visualisiere violettes Licht und lass es in deine Hände und Finger hineinfließen. Bringe die Hände zu den Nebennieren, die sich über den Nieren befinden. Atme Violett in die Nebennieren. Fühle, wie es strömt und wie es ankommt, wie das Violett deine Nebennieren voll und ganz durchflutet.

Sprich jetzt deine Absicht: »Ich erlaube mir, gesund, vital, jung und strahlend schön zu sein.«

Dann fühle, wie diese Worte in jede Zelle deines Körpers fließen und sie damit programmieren.

Auch für diese Übung brauchst du nur wenige Minuten, aber ihre Wirkung ist groß. Sie harmonisiert dein gesamtes Fünf-Körper-System und wirkt stimmungsaufhellend und heilend.

Die nächste Meditationsübung dient dazu, unser gesamtes Hormonsystem zu aktivieren und zu regenerieren. Dazu sollte man sich etwa 20 bis 25 Minuten Zeit nehmen. Ich mache diese Meditation gern, wenn ich mein Salz- oder Basenbad nehme, oder einfach als Nachmittagsmeditation zum Entspannen und Regenerieren. Sie wirkt sehr tief verbindend, umfassend heilend und gibt das Gefühl, in sich angekommen zu sein. Es ist eine mächtige Meditation, die alle Hormondrüsen aktiviert und dadurch sehr verjüngend wirkt. Da der Text wieder etwas länger ist, am besten auf Tonträger aufnehmen.

MEDITATIONSÜBUNG:
AKTIVIERUNG DER HORMONPRODUKTION

Setze dich in Meditationshaltung hin, der Rücken ist aufgerichtet. Zentriere dich, indem du dir deiner selbst und deines Körpers bewusst wirst. Atme tief in den Bauch ein und atme kräftig wieder aus.

Visualisiere, wie ein Lichtstrahl aus dem Universum in dein Kronen-Chakra eintritt. Atme das Licht in alle deine Zellen ein. Bitte das Licht, mit deiner Hypophyse zu verschmelzen. Und fühle, wie es in diesem Moment erfolgt. Erlebe, wie deine Hypophyse, die auch eine Königsdrüse ist, durch das Licht gereinigt und harmonisiert wird. Fühle, wie es jetzt geschieht,

wie das deinen gesamten Körper in eine prickelnde Schwingung versetzt und wie es deine Hypophyse ganzheitlich regeneriert. Sieh, wie sie in ihrem ursprünglichen Glanz erstrahlt und sich in voller Größe zeigt.
Fühle, wie durch dieses Erwachen deiner Königsdrüse alle deine Hormondrüsen klarer und präsenter werden. Denn von diesem Augenblick an werden alte Verhaltensmuster und Überzeugungen transformiert. Deine Drüsen produzieren ab jetzt die lebenserhaltenden Hormone, um deinen physischen Körper in voller Lebendigkeit zu erhalten und deine emotionale Balance zu wahren.
Fühle, wie es in diesem Atemzug auch geschieht. Nimm die Aktivierung mit allen deinen Sinnen wahr.
Der Lichtstrahl erleuchtet auch die Zirbeldrüse in deinem Kopf. Nimm wahr, wie auch deine Zirbeldrüse mit dem Licht verschmilzt und vollständig aktiviert wird. Blicke deine Zirbeldrüse liebevoll an, verbinde dich mit ihr.
Visualisiere, wie der Lichtstrahl in deinen Hals einströmt und das gesamte Zellgewebe mit Licht durchflutet. Fühle deine Schilddrüse und schicke ihr deine Aufmerksamkeit, deine liebevolle Fürsorge, deinen Dank. Fühle, wie es ankommt und wie deine Schilddrüse dadurch in einer geheimnisvollen Helligkeit und majestätischen Würde erstrahlt.
Wende dich auch deiner Thymusdrüse zu. Spüre sie, lächle sie an, streichle sie liebevoll und zärtlich. Verschmelze mit deiner Thymusdrüse. Sie ist nicht getrennt von dir, ihr seid eine Einheit. Fühle es, lass dich davon berühren.
Lass dein Bewusstsein in die Nebennieren fließen, die sich direkt oben auf den Nieren befinden. Nimm deine Nebennieren wahr, begrüße sie herzlich, lächle sie an, umarme sie liebevoll. Verbinde dich mit ihnen, fühle die Ganzheit in dir! Schicke ihnen deine Dankbarkeit und Wertschätzung. Spüre, wie deine Nebennieren dadurch freudig vibrieren.
Lass deine Aufmerksamkeit jetzt zu deiner Bauchspeicheldrüse fließen, die sich in horizontaler Richtung vor der Wirbel-

säule und hinter dem Magen befindet. Schicke ihr deine Beachtung, deine liebevolle Fürsorge, dein Lächeln und deinen Dank. Umarme sie herzlich und verschmilz mit deiner Bauchspeicheldrüse, fühle die Verbundenheit und die bedingungslose Liebe in dir.

Sieh, wie der Lichtstrahl jetzt deine Keimdrüsen erleuchtet. Das sind die Eierstöcke bei Frauen und bei den Männern die Hoden. Nimm deine Keimdrüsen liebevoll wahr, lächle sie an, begrüße sie herzlich, umarme sie zärtlich. Fühle, wie du dich auch mit diesen Organen verbindest, mit ihnen verschmilzt und eins wirst. Nimm wahr, wie sehr dich das zu dir selbst bringt und dich heilt!

Bedanke dich jetzt bei all deinen Hormondrüsen für ihre wunderbaren Dienste. Und schicke ihnen nochmals deine Absicht: »Ich bin heil, verbunden, jung und ewig in mir!«

Bitte deine Drüsen, deine neue Lebenseinstellung zu unterstützen, jung und gesund zu sein und so zu bleiben. Fühle, wie es jetzt in diesem Augenblick vollendet wird. Und es ist bereits geschehen!

Ich gratuliere dir von ganzem Herzen! Willkommen in deiner neuen Wirklichkeit! Bedanke dich bei dir selbst. Umarme dich in deiner Vorstellung und sage dir selbst: »Ich liebe mich, ich liebe alle meine Hormondrüsen!«

Tipp: Versuche, wann immer es dir möglich ist, auf Plastikflaschen und Plastikbehälter zu verzichten. Die Weichmacher, die sich im Plastik befinden und sich in Wasser und Lebensmitteln lösen, verursachen Störungen des Hormonspiegels und könnten sogar für Übergewicht verantwortlich sein.

Du hast nunmehr alle Hormondrüsen aktiviert und deinen Körper auf Leben und Gedeihen programmiert. Ich gratuliere dir zu deiner Erneuerung!

NARBENGLÄTTUNG UND ORGANRÜCKHOLUNG

Jedes Problem, egal wie verzwickt und schwierig es ist, enthält in sich auch eine Lösung. Jede Widrigkeit hat eine Kehrseite, nämlich die positive Absicht. Alles hat einen tiefen Sinn und führt uns schließlich zu uns selbst, vorausgesetzt, wir lassen uns leiten und vertrauen auf die Weisheit unseres Körpers.

Unser Leben betrachtend, verstehen wir oft erst im Nachhinein, wie die Widrigkeiten uns geführt haben. Ich war als Kind immer kränklich und bekam auch als junge Erwachsene bei jeder Kleinigkeit eine Erkältung. Ich hatte viele Jahre eine starke Akne, und dann bekam ich auch noch Asthma und eine chronische Nebenhöhlenentzündung ... Ich litt unglaublich darunter, doch letztlich war alles für mich nur ein Ansporn, mich mit dem Thema Heilung zu beschäftigen. Ich weiß heute, dass ich mich mit einer guten und stabilen Gesundheit damals nie und nimmer auf den Weg gemacht hätte, auf dem ich jetzt bin. Ich habe dadurch gelernt, nicht nur mir selbst zu helfen, sondern auch anderen. So blicke ich zurück und bedanke mich bei jedem einzelnen »Zipperlein«, unter dem ich litt. Sie alle lehrten mich, endlich die Schöpferin meines eigenen Lebens zu werden!

In diesem Kapitel geht es nun um Narben. An dieser Stelle möchte ich kurz darauf eingehen, welchen Schatz eine Narbe in sich verbergen kann.

In einer Narbe ist die Information der Verletzung gespeichert, eine psychische Spur, die darauf hinweist, dass man sich dieses in die Haut eingemeißelte Ereignis noch einmal anschauen sollte. Das bedeutet, wir müssen zu dem Geschehen zurückkehren, um etwas dort zu sehen, zu spüren, zu begreifen. Wir müssen die Absicht unserer Seele verstehen, und nicht selten müssen wir uns selbst zu dem damaligen Erlebnis zurückbegeben, weil vielleicht ein Teil unserer Essenz in diesem Geschehen noch gefangen ist. Das sind soge-

nannte Seelenanteile, die auf ihre Errettung und Rückholung warten.
Bei den Operationsnarben, die bei einer teilweisen oder gar kompletten Entfernung eines Organs entstanden sind, muss als Erstes die Essenz des Organs zurückgeholt werden. Dies erfordert eine geistige Operation und Organrückholung.
Jede Organrückholung ist auch eine Seelenrückholung und gehört im schamanischen Heilwesen zur stärksten Medizin. Die Seele wird dabei aus dem Schockzustand zurückgeholt und wieder in die Ganzheit integriert, was sich auf das gesamte System des Menschen positiv auswirkt. Es bringt uns in innere Ruhe und Geborgenheit, die Aura wird stärker und runder, die Organe fühlen sich verbundener und heiler an.
Bei einer Kaiserschnittnarbe ist es ratsam, zusätzlich zur Narbenglättung eine geistige Geburt durchzuführen, um die Verletzungen der Mutter und des Kindes zu heilen, wie es im Zusammenhang mit dem Thema Neugeburt bereits beschrieben ist (siehe Seite 69).
Um Narben zu glätten oder auch sogenannte Leber- und Altersflecken zu transformieren, müssen wir lernen, unsere Empfindungen zu steuern, und sie gezielt auf die betroffene Stelle lenken. Dieser Prozess der Selbstarbeit kann uns im wahrsten Sinne des Wortes zu unseren inneren Schätzen führen, die unser Leben auf eine magische und kostbare Art verwandeln können.
Eine ähnliche Übung wie die, die ich gleich empfehlen werde, lernte ich vor zehn Jahren bei Mirsakarim Norbekov. Ich habe dadurch meine Gesichtshaut sehr verbessert. Wie schon erwähnt, hatte ich in jungen Jahren eine starke Akne, die ihre Spuren auf meinem Gesicht hinterlassen hatte. Doch jetzt ist meine Haut fast glatt. Ich brauche keine Schminke wie früher. Die Übung, welche ich damals erhielt, habe ich mit der Zeit immer weiter nach meinen Bedürfnissen optimiert. Schließlich habe ich daran noch einige Veränderungen vorgenommen, um auch die Erfahrungen und Bedürfnisse meiner

Klienten mit zu berücksichtigen. Du kannst es gleich ausprobieren, es ist sehr einfach. Wenn du diese Technik jeden Tag ein wenig übst, wirst du in der Lage sein, die richtigen Empfindungen schnell herzustellen. Die Übung macht deinen Geist freier, und du lernst, fokussierter zu arbeiten.

ÜBUNG: STEUERUNG DER LEBENSENERGIE

Konzentriere dich auf irgendeinen Finger deiner Hand. Schau dir diesen Finger an, gib ihm deine ganze Aufmerksamkeit. Schaue liebevoll und gesammelt. Liebkose den Finger mit deinen Gedanken, lächle ihn an. Sage ihm, wie schön er ist und wie wertvoll.

Lass dir Zeit, gib dein Bestes.

Was fühlst du nun?

Unterscheidet sich das Gefühl in diesem Finger von dem in den anderen? Fühlt er sich womöglich wärmer und schwerer an oder kribbelt und zieht es darin? Nimm die Empfindung wahr. Jetzt versuche, sie noch weiter zu intensivieren. Schicke noch stärkere Gedanken der Liebe, Dankbarkeit, Wertschätzung zu deinem Finger. Sage ihm, dass du ihn bedingungslos liebst und für ihn immer da bist.

Kannst du spüren, wie dein Finger nun beginnt, dir zu antworten, wie er sich freut, wie er vibriert?

Du hast gerade gelernt, die Lebensenergie aktiv zu lenken und zu steuern. Das ist deine göttliche schöpferische Kraft, die immer in dir ist und dir jederzeit für dein Leben zur Verfügung steht. Du musst nur anfangen, sie bewusst für dein Wohl und zum Wohl der Ganzheit des Universums zu nutzen. Du kannst deinen Körper damit regenerieren, heilen und verjüngen!

Nun schließe die Augen. Konzentriere dich auf deinen Atem: Atme durch die Nase und lenke deine ganze Aufmerksamkeit auf das Ausatmen. Das Einatmen entsteht von allein, du kümmerst dich nur um das Ausatmen. Fühle, wie dadurch Wärme in deiner Nase entsteht. Wenn du dich auf das Ausatmen konzentrierst, fühlst du immer mehr und mehr die Wärme, die durch die Nase fließt.

Jetzt versuche, diese Wärme bis in deine Kehle auszudehnen, als ob du bis in die Kehle atmest bzw. genauer gesagt durch die Kehle ausatmest.

Konzentriere dich eine Weile darauf.

Gehe dazu über, die Wärmeempfindung weiter bis in die Hände zu leiten, bis du das Gefühl hast, durch die Hände auszuatmen und sie dadurch zu wärmen. Wenn das klappt, probiere, die Wärme auf diese Art und Weise bis in die Füße zu schicken. Atme nun durch deine Füße aus.

Dann atme wieder durch deinen vorher ausgewählten Finger und erhöhe die Wärmezufuhr in ihm.

Dafür nehmen wir bei diesem Schritt den Gedanken und die Vorstellung von Wärme mit dazu.

Konzentriere dich weiter auf deinen Finger und denke dabei: Er ist warm ... wärmer ... heiß ... ganz heiß.

Lass jetzt das Bild einer Wärmflasche mit einfließen, einer Heizung, ein Bild von kochendem Wasser, von Feuer, einem Vulkan, von heißer Lava ...

Versuche, die Bilder beim Ausatmen noch stärker zu intensivieren. Vielleicht kannst du dir vorstellen, wie dein Finger von innen her zu glühen beginnt. Er wird heiß, ganz heiß.

Mit dieser Übung wärmen wir die Zellen, wir machen sie elastischer, biegsamer, durchlässiger. Denn um eine Narbe zu glätten, müssen wir sie zuerst in den Zustand der Durchlässigkeit bringen.

Nun folgt der wichtigste Schritt, den ich gern als schöpferische Gestaltungsarbeit bezeichne. Jetzt gib in Gedankenform dein perfektes Bild ab. Das heißt, du visualisierst das Bild einer schönen, glatten Haut. Vollkommen und strahlend. Dieses Bild sendest du an diese von dir vorher gewärmte Stelle. Lade alle deine Zellen ein, dieses Bild von der glatten, schönen Haut in sich aufzunehmen und diese Form auch anzunehmen.

Erlaube dir, dass es jetzt, in diesem Moment, auch wirklich geschieht.

Im nächsten Schritt geht es um die Kälte. Nachdem die Zellen gewärmt und in die Form gebracht wurden, ist es nun an der Zeit, sie abzukühlen, um das Ergebnis zu festigen.

Konzentriere dich wieder auf deinen Atem, allerdings jetzt nur auf das Einatmen. Ausatmen geschieht nun von allein, du bemerkst nur das Einatmen. Fühle, wie die Luft, die du einatmest, deine Nase kühlt. Je mehr du dich auf das Einatmen konzentrierst, desto mehr spürst du die kalte Luft in deiner Nase.

Dehne die Kälteempfindung in deinen Hals aus, dann in die Lunge und bis in die Hände, als ob du mit diesen Körperstellen einatmen würdest. Nun versuche, durch deinen vorher ausgewählten Finger einzuatmen und die Kälte zu spüren.

Setze dazu einen Impuls von Kälte. Denke an Kälte, fühle Kälte, werde Kälte. Denke an kaltes Wasser, Eis, Schnee, eisige Kälte. Lass deinen Finger in Gedanken einfrieren. Bekräftige dies mit dem Einatmen.

Zum Schluss denke noch einmal an dein gewünschtes Ziel: schöne, glatte, verbundene, durchlässige Haut.

Noch einmal alle Schritte dieser wichtigen Übung auf einen Blick:

- Konzentration und Verbindung
- Wärme einatmen
- Wärme intensivieren mit der Kraft der Vorstellung
- Form geben, gewünschtes Ziel visualisieren
- Kälte einatmen
- Kälte intensivieren mit der Kraft der Vorstellung
- Noch einmal gewünschtes Ziel visualisieren

Im Kapitel über die Körperzelle wurde bereits erwähnt, dass die Hautzellen ungefähr zwei bis vier Wochen brauchen, um sich zu erneuern. So hat sich diese Technik sehr gut bewährt, wenn man sie 40 Tage lang täglich auf eine Narbe oder einen Hautflecken anwendet, obwohl kleinere Narben und Flecken bereits nach einer Woche verschwinden können. Und es gibt ein interessantes Phänomen: Wenn man nämlich mit einer Narbe oder mit nur einem einzigen Fleck arbeitet, kann es geschehen, dass sich auch andere zu glätten beginnen. Deshalb ist es ratsam, mit kleinen Narben oder Flecken anzufangen.

Tipp: Geh deinen Tag kurz vor dem Einschlafen in Gedanken durch und dann atme dich selbst, dein innerstes Wesen mit seiner unermesslichen Schöpferkraft in dich, in deinen Körper hinein. Fühle, wie du in dir ankommst. Umarme dich innerlich, integriere dich in dir selbst. Fühle deine Ganzheit. Schicke dir Liebe und Licht.

UMWANDLUNG VON VERLETZUNGEN

Bei der Arbeit mit Narben geht es um die Umwandlung einer Verletzung, die eine sichtbare Spur am Körper hinterlassen hat. In vielen Narben sind noch die Informationen aus dem verletzenden Ereignis gebunden. Geben wir uns die nötige Zeit und den inneren Raum für das Anschauen der Verletzung selbst, dann können wir die in der Narbe enthaltene traumatische Energie transformieren. Im Grunde geht es um die Rückholung des Seelenanteils, der immer noch in der Verletzung festsitzt.
Dieser Prozess eignet sich sowohl für Operations- als auch für Unfallnarben. Wenn allerdings ein Organ entnommen wurde, ist es vorteilhaft, zusätzlich auch das Organ zurückzuholen, wie es weiter unten beschrieben wird.
Nimm diese Meditation am besten auf oder lass dich von jemandem führen.

MEDITATIONSÜBUNG: NARBENTRANSFORMATION

Suche dir eine Narbe an deinem Körper aus. Fange zunächst mit einer kleinen an, vielleicht auf deiner Hand oder deinem Arm, auf alle Fälle solltest du sie gut sehen können.

Konzentriere dich auf die Narbe. Schaue die Narbe liebevoll und verbunden an. Sei da, zeige dein Interesse, sei auch gefühlsmäßig dabei. Sage ihr: »Ich sehe dich. Ich bin bei dir. Ich bin für dich da!«

Nun dehne dein Bewusstsein in die Narbe hinein aus. Werde selbst zu der Narbe. Atme dich dorthin, fließe selbst in die Narbe hinein. Fühle dich so, wie die Narbe sich fühlt. »Ich bin meine Narbe!«

Frage dich, wie es dir als Narbe geht. Fühlst du dich gut? Fühlst du dich geborgen? Oder eher verspannt? Hast du Schmerzen, Angst? Nimm alles wahr, erlaube allem, zu sein!

Sage noch einmal: »Ich sehe dich. Ich bin bei dir. Ich bin für dich da!«

Fühle, was es mit der Narbe macht, was sich dadurch vielleicht in dir und in der Narbe verändert.

Empfinde, was für ein Schmerz immer noch in der Narbe fest eingebunden ist. Wie alt ist dieser Schmerz, wie intensiv ist er? Hat der Schmerz eine Farbe, Form, Qualität, Konsistenz? Wie fühlt er sich an? Unterdrücke und beschönige nichts. Hier geht es darum, alles zu sehen, zu fühlen. Alles wahrzunehmen, was ist.

Möglicherweise steigen in dir die Bilder aus der Zeit auf, in der diese Narbe entstanden ist, oder du empfindest körperlich oder gefühlsmäßig etwas.

Sage Ja zu allem, was in dir ist, egal wie schwer und schräg es sich anfühlt. Es ist ein Teil von dir, öffne dich dafür. Sprich: »Ich bin für dich da! Ich nehme dich so an, wie du bist! Du bist ein Teil von mir, und deshalb liebe ich dich bedingungslos und immer.«

Fühle, wie deine Zuwendung in diesen Teil von dir fließt, dich ausfüllt, dich vollständig macht. Du kannst dir auch ausmalen, wie du zu dir selbst gehst und dich umarmst, dich hältst und für dich da bist. Vielleicht kannst du dich liebevoll in den Armen wiegen und deine Liebe fließen lassen.

Fühle, was dadurch in dir entsteht, was es mit dir und mit der Narbe macht. Gib deiner Narbe all das, was sie braucht. Möglicherweise braucht sie Heilung, Liebe, Annahme.

So kannst du dich an dieser Stelle fragen: »Welche Farbe haben Heilung, Liebe, Annahme?« Lass diese Farbe in dir entstehen. Und dann atme diese Farbe in dich ein, ganz tief in alle Zellen deines Körpers. Die Farbe fließt, berührt, verbindet, weitet dich aus, sodass du selbst zu dieser Farbe wirst.

Und frage dich auch: »Wie fühlen sich Heilung, Liebe, Annahme an?« Wie fühlt es sich an? Und dann beginne es zu fühlen. Fühle die Liebe, fühle die Heilung und fühle deine Annahme. Und nimm wahr, wie es dich mit dir und mit der Narbe verbindet, wie es euch vereinigt.

Verwebe dein System wieder mit allen Teilen in dir, werde eins, sage Ja zu dir selbst und fühle, wie dein Körper darauf reagiert. Spüre, wie die Narbe sich dadurch entspannt und mit dir verschmilzt. Sieh, wie die Haut an dieser Stelle leuchtet und sich glättet.

Glatte, leuchtende Haut, lebendig und präsent.

Schicke noch einmal deine Liebe dorthin, deine Dankbarkeit und deine Wertschätzung. Empfinde, wie die Hautstelle sich entspannt, wie sie leuchtet und schwingt.

Du bist eins mir dir selbst, du bist wach und lebendig.

Bedanke dich bei dir selbst, umarme dich und lächle.

Willkommen bei dir selbst!

Es genügt, diese und auch die folgende Meditationsübung ein- bis zweimal für ein Organ durchzuführen. Falls du aber den Wunsch hast, sie zu wiederholen, kannst du es jederzeit tun. Die nächste Übung zur Organrückholung nach einer Operation eignet sich ebenfalls hervorragend dafür, Zähne zurückzuholen. Denn jeder Zahn ist auch ein Organ, und mit

der Entfernung eines Zahns kann auch ein Seelenanteil verloren gehen.
Nimm auch die folgende Meditation auf oder lass dich von jemandem führen.

ÜBUNG: ORGANRÜCKHOLUNG NACH EINER OPERATION

Mache es dir ganz bequem. Schließe deine Augen und entspanne dich. Lass dich von deinem Atem sanft nach innen tragen, tiefer und tiefer. Lass dein Bewusstsein in die Zeit der Operation zurückfließen, atme dich dorthin. Nimm wahr, wie dein Körper und dein Geist jetzt in diese Zeit zurückfließen.
Fühle dich körperlich und gefühlsmäßig dort angekommen, in dieser Zeit und an diesem Ort, wo es stattgefunden hat.
Nimm alles in dir wahr. Wie fühlt sich dein Körper an, wie geht es dir? Erlaube allen Empfindungen, jetzt da zu sein. Unterdrücke nichts, beschönige nichts, ganz im Gegenteil, lass alles zu, was in dir ist.
Nun schaue zu, wie dein gegenwärtiges Ich zurück in diese Zeit zu sich selbst geht. Gehe zu dir, schaue dich an. Berühre dich selbst und sage dir: »Ich bin jetzt für dich da! Ich werde alles wieder in Ordnung bringen, und du wirst die Heilung erfahren!«
Rufe nun die geistige Welt an und bitte sie um aktive Unterstützung, um tätige Hilfe. Fühle, wie du in diesem Moment mit dem ganzen Universum und mit deinem göttlichen Teil verbunden bist, nimm wahr, wie die Unterstützung fließt.
Rufe deine Schutzwesen zu dir und sieh, wer kommt. Und sprich jetzt: »Bitte hilf mir bei der Rückholung meines Organs und unterstütze meinen Heilungsprozess.«
JETZT!
Sieh, wie das Schutzwesen dein Organ in seinen Händen hält, das dir bei der Operation entnommen wurde.

Nimm dein Organ entgegen, liebevoll und verbunden. Sage deinem Organ, dass du es liebst und sehr schätzt, lass es wissen, wie wichtig es für dich ist.
Fühle, wie deine Worte und deine liebevolle Zuwendung auch in deinem Organ ankommen. Nimm wahr, was es mit ihm macht, wie es dich berührt und dadurch dich mit deinem wahren, inneren Wesen, mit dem, was du bist, verbindet. Fühle, wie du mit dir selbst und mit deinem Organ wieder verbunden wirst.
Nun führe die geistige Operation durch, indem du die bei der Operation aufgeschnittene Stelle mit Licht öffnest, das aus der göttlichen Quelle zu dir fließt.
Du harmonisierst die betroffene Stelle mit diesem Licht, verbindest sie dann mit deinem Organ und legst es hinein, achtsam und liebevoll.
Nun fühle und sieh, wie dein Organ sich hineinkuschelt und sich streckt und reckt und verbindet: mit allen Gefäßen, Nerven, Sehnen, Knochen ... es verbindet sich mit Blut- und Lymphbahnen. Fühle, wie es jetzt geschieht, wie alles in einen natürlichen kosmischen Zustand fließt, wie es verbunden und geheilt wird.
Frage dich, ob dein Organ und diese Stelle in dir noch etwas Weiteres für die Heilung brauchen. Dann gib dir dies. Möglicherweise ist es eine Farbe oder ein Symbol, ein Gefühl oder ein liebevolles Wort, eine Umarmung, Trost oder Dankbarkeit. Lass es einfach fließen, so lange, bis es sich gut anfühlt.
Und dann verschließe die Stelle mit Licht und schaue dabei zu, wie es zuwächst, heilt und mit deinem ganzen Körper verbunden wird.
Jetzt legt dein Schutzwesen seine Hand an diese Stelle, und du fühlst die Lebensenergie, die hier erwacht und dich heilt. JETZT!
Als Nächstes erfülle auch den Raum um dich herum mit deiner Liebe und alle Menschen, die in diesem Raum waren und auch nach dir sein werden – erfülle sie mit Licht und Liebe.

Segne den Raum, das ganze Gebäude und alle Menschen, die sich hier jeweils aufgehalten haben und aufhalten werden. Und bitte die geistige Welt um den Segen. Und erlebe, wie dieser Segen auch dich selbst berührt und dich mit allem, was ist, verbindet.
Fühle deinen Körper, wie er in Licht erstrahlt, ganz verbunden, ganz in sich selbst integriert. Und atme dich selbst in dich hinein. Die heilende Kraft fließt jetzt in dein System und du verbindest jetzt alles miteinander in dir und wirst ganz.
Du nimmst wahr, wie dein Schutzwesen dich liebevoll umarmt und dir zuflüstert: »Willkommen im Leben!«
Fühle und sieh, wie dein Organ sich freut, wie es strahlt, wie es sich zu Hause fühlt, angenommen und geliebt.
Bedanke dich bei dir selbst, bei deinem Organ, bedanke dich bei dem Schutzwesen und bei der geistigen Welt.

Wie bereits erwähnt, hat sich durch die Verletzung ein Teil der Seele abgespalten. Um dem Problem ganz auf den Grund zu gehen und das Thema wirklich ganz zu Ende zu bearbeiten, müssen wir uns deshalb auch der Seelenrückholung widmen. Dabei geht es darum, sich selbst oder jenen Teil seiner Seele, der nach dem Unfall oder Eingriff immer noch im Schockzustand verharrt und abgespalten ist, zurückzubringen. Solange die Seele an dem Unfallort verweilt, kann der Mensch sein Leben nicht frei und unbeschwert leben. Die Energie der Verletzung beeinflusst seine Persönlichkeit und sein Dasein, das Trauma bleibt präsent.
Nimm diese Meditation auf oder lass dich von jemandem führen.

ÜBUNG: SEELENRÜCKHOLUNG NACH DEM UNFALL ODER EINGRIFF

Lass dein Bewusstsein in die Zeit der Operation oder des Unfalls zurückfließen, atme dich dorthin.

Fühle dich körperlich und gefühlsmäßig dort, in dieser Zeit und an dieser Stelle. Nimm alles in dir wahr. Wie fühlt sich dein Körper an? Hast du Angst, hast du Schmerzen? Erlaube allen Empfindungen, jetzt da zu sein. Unterdrücke nichts, beschönige nichts, sondern lass all das zu, was in dir ist.

Sieh, wie dein gegenwärtiges Ich in diese Zeit zurück zu sich selbst geht. Gehe zu dir, schaue dich an, berühre dich – wie siehst du dich damals? Sage dir selbst: »Ich bin für dich da!« Nimm dich bei der Hand, umarme dich. Sage dir, dass du jetzt auf dich aufpassen wirst. Schaue, was die Situation zur Heilung braucht. Möglicherweise ist es eine Farbe, ein Symbol oder einfach dein Vergeben. Sage dir: »Ich vergebe mir für alles!« Fühle, wie dein Vergeben in dein System fließt und dich mit deiner Liebe verbindet. Empfinde es. Gib dir auch alle Farben und Gefühle, die du brauchst, atme sie in dich hinein und werde selbst zur Farbe, zum Symbol und Gefühl in dir. Spüre, wie es dich und die Situation heilt.

Hole dich selbst von dort ab. Dann bette diese Situation von damals in Licht ein. Bedanke dich dafür, dass du da bist, erlaube dir, zur Ruhe zu kommen und mit deiner Welt zu verschmelzen, eins zu werden, verbunden zu sein. Fühle, wie alles Licht wird, eins wird, zurück zu dir kommt, ankommt.

Willkommen im Leben!

Tipp: Versuche, dir mehrmals am Tag einige Augenblicke zu schenken, um dich selbst zu spüren. Schließe kurz die Augen und atme dich selbst in dich ein. Fühle, wie du dich durch die Gegenwärtigkeit in dir auch ganzer und friedlicher fühlst.

Bei Schmerzen nach Verletzungen und Operationen

Es gehört zwar nicht unbedingt zum Thema Organrückholung, doch stelle ich immer wieder fest, dass das Thema »Schmerzen nach Verletzungen und Operationen« für die Betroffenen brandheiß ist. Manchmal sehen sie sich durch starke Schmerzen sogar als so beeinträchtigt, dass sie mit den für sie so wichtigen Übungen zur Organrückholung gar nicht beginnen können. Deshalb hier noch einige Hinweise zur Lösung dieses Problems.

Bei Verletzungen und Schmerzen nach einer Operation ist es immer wichtig, zu beachten, dass ein Seelenanteil aus dem Geschehen zurückbleiben kann. Und dieser Teil schmerzt dann so lange, bis wir wieder zurückkehren und uns selbst abholen. Bei Schmerzarbeit ist es empfehlenswert, den Schmerz nicht etwa zu verdrängen und zu betäuben, sondern ihm zu erlauben, da zu sein. Das heißt, ihn auch anzunehmen. Schließlich möchte dir dein Körper damit etwas Wichtiges sagen. Er braucht deine Aufmerksamkeit, deine Teilnahme. Wenn du diesem Teil von dir wirklich gibst, was er braucht, wirst du gleich bemerken, wie der Schmerz nachlässt und sich eine liebevolle Verbundenheit in dir ausbreitet.

ÜBUNG: DEN SCHMERZ ANNEHMEN UND TRANSFORMIEREN

Wenn du Schmerzen hast, konzentriere dich auf deine Hände. Stelle dir vor, dass deine Handflächen mit dem kosmischen Licht aufgeladen werden, dass sie durch das Licht die heilende Energie empfangen. Lege dann deine Hände auf die schmerzende Stelle und stelle dir vor, wie die Lichtenergie aus deinen Händen zu der betroffenen Stelle fließt. Sende zu dieser Stelle auch deine Verbundenheit, deine Liebe. Sage: »Ich bin für dich da, ich bin bei dir. Ich liebe dich.«

Fühle, wie es fließt und ankommt.
Erwarte nicht zu viel von dir und von deinem Körper, begegne dem Schmerz einfach mit Aufmerksamkeit und Liebe. Indem du erkennst, dass der Schmerz ein legitimer Teil deiner Körpererfahrung ist, kannst du ihn erlösen und seine Energie ins Leben zurückholen.

Gratulation! Du hast jetzt gelernt, deine Energie bewusst zu steuern und mit ihr zu heilen. Du bist zu deinem eigenen Schamanen geworden und hast deine Seelenanteile zurückgeholt. Spüre jetzt deine gewachsene Kraft in dir.

DIE ZÄHNE

Es scheint sich herumgesprochen zu haben, dass die Russen sich ihre Zähne nachwachsen lassen können! Jedenfalls werde ich selbst zunehmend mit diesbezüglichen Anfragen überhäuft, in der Regel mit dem Hinweis, ich sei doch eine russische Heilerin, und man wisse ja, dass …
Nun, ich möchte auch hier das Prinzip (vor)urteilsloser Betrachtung walten lassen. Unser Verstand erstarrt bei solchen Aussagen, weil sie ganz und gar nicht in unser Weltbild passen. Doch können wir wirklich mit allerletzter Sicherheit ausschließen, dass es nicht doch möglich wäre? Unser Körper besitzt schier unglaubliche Heilkräfte. Ich selbst hätte dieses Buch nicht geschrieben, wenn ich nicht der Überzeugung wäre, dass unser größtes Problem ein altes Denken ist, das unsere wahren inneren Kräfte verleugnet und sich weigert, das Wunder geschehen zu lassen. Die geistige Welt sagt Ja zu einem neuen Glaubenssystem des Menschen – sie wartet nur darauf, dass wir endlich unsere göttliche Natur entdecken und freisetzen.
Wenn sich also nach und nach so ein Gedanke in der Welt

ausbreitet wie der, dass ein kranker menschlicher Zahn sich heilen und sogar ein verlorener Zahn wieder nachwachsen kann, dann könnte sich dadurch ein Zukunftsfeld von bisher ungekannter Stärke bilden, in dem das nicht mehr eine so seltene Erscheinung wäre, dass man sie als »Wunder« bezeichnen müsste. Sondern etwas, mit dem viele Menschen ihre wunderbare, von Gott gegebene Schöpferkraft beweisen. Schon jetzt klicken sich mehr und mehr Menschen in dieses Gedankenfeld ein, das uns ungeahnte Möglichkeiten der Heilung und Ganzwerdung ermöglichen kann. Es stabilisiert und vergrößert sich mit jedem Menschen, der in es eintritt, immer weiter und wird dadurch stärker und stärker. Ich halte es überhaupt nicht für ausgeschlossen, dass es sich irgendwann in ein potentes kollektives Glaubensmuster verwandelt, das unsere Realität mit erschaffen wird – zum Beispiel, dass sogar verlorene Zähne sich im physischen Körper erneut manifestieren und wiederherstellen.

Diese einleitenden Worte scheinen mir angebracht, weil ich weiß, dass dieses Thema auf besonders schmerzhafte Weise an den Grundfesten des überkommenen Glaubenssystems rüttelt. Selbst die Teilnehmer an meinen eigenen Seminaren können sich viel leichter vorstellen, dass sich ein inneres Organ regeneriert und nachwächst als ein Zahn. Gleichwohl übt gerade das »Zahnthema« eine besondere Faszination aus.

Meines Erachtens wird dabei oft etwas vergessen, das uns einer (vor)urteilslosen Betrachtungsweise einen großen Schritt näher bringen könnte: Jeder Zahn ist ein komplettes Organ und hat damit einen ebenso hohen Rang in unserem Geist-Seele-Körper-System und übt eine ebenso wichtige Funktion aus wie jedes andere Organ auch. Aus schamanischer Sicht geht nun, wie wir erfahren haben, mit dem Verlust eines Organes immer auch ein Teil der Seele verloren. Im Hinblick auf den Verlust von Körperteilen, denen im alten Denksystem der Rang eines »Organs« zugestanden wird, mögen wir diese Aussage noch akzeptieren und sie, wenn wir uns innerlich darauf einlassen, auch tiefer verstehen. Bei unseren Zähnen jedoch vergessen wir es schlicht und ergreifend – ein Beispiel für die total unbewusste Art und Weise, mit der wir dem Verbundensein von Körper und Seele oft begegnen und dadurch der Ganzheit unseres Seins die Würde nehmen.

Also: Jeder verlorene Zahn ist ein verlorenes Organ, und sein Verlust bedeutet auch den Verlust eines Seelenanteils. Daher ist die Zahnrückholung in erster Linie eine Seelenrückholung. Die Seelenrückholung gehört zur mächtigsten schamanischen Medizin, sie ist gleichsam die Essenz der Auferstehung – im geistigen und körperlichen Sinn. Wir brauchen tatsächlich jeden einzelnen Zahn, um wieder vollkommen ganz zu werden! Und wir müssen akzeptieren: Die göttliche Schöpferkraft gibt keine Garantieerklärungen ab. Aus gutem Grund – denn wir selbst sind es, die wir uns auf ihre hohe Stufe erheben müssen. Der Schlüssel liegt im eigenen Glaubenssystem – ich kann es nicht oft genug sagen. Wie immer, so gilt auch hier: Je positiver deine Einstellung ist, desto erfolgversprechender wird deine Arbeit sein. Wenn man zu viele Zweifel und Bedenken hat, sollte man zuerst an seinem Glaubenssystem arbeiten – also neue Überzeugungen finden und anfangen, daran zu glauben. Aus dem Glauben entsteht eine Überzeugung.

Prinzipiell gilt: Wenn wir uns mit dem göttlichen Teil in uns verbinden und uns als Schöpfer unseres Lebens betrachten, ist alles möglich! Also, warum soll ein schiefer Zahn jetzt nicht gerade nachwachsen? Warum sollte ein wurzelbehandelter Zahn nicht zu neuem Leben erweckt werden? Warum sollen Löcher nicht zuwachsen? Warum sollte das ganze Gebiss nicht in neuem Glanz erstrahlen? Öffne dich für das scheinbar Unmögliche, erweitere deinen inneren Horizont, mache dich frei von allen Erwartungen und du wirst in deine Schöpferkraft kommen!

Die fünf Schritte der Zahnrückholung

Zum besseren Verständnis hier der gesamte Prozess der Zahnrückholung im Überblick:

1. Du verbindest dich mit deinem Zahnfleisch und deinem Zahnknochen. Du fühlst und siehst mit deinem inneren Auge, wie ihre Verfassung ist – nicht nur im physischen Sinne, sondern ganzheitlich.
   Du heilst beide, indem du dir selbst all das gibst, was du brauchst, bis du das Gefühl von Heil-Sein erlangst. Dein Zahnfleisch kann sich dadurch sehr präsent anfühlen, es kann sich auch eine Empfindung von Druck oder sogar leichtem Schmerz einstellen, was nicht unbedingt unangenehm ist.
2. Du holst deinen Zahn aus dem ätherischen Körper auch in deinen physischen Körper. Du heilst mit deiner Liebe, Dankbarkeit und Wertschätzung. Du siehst und fühlst, wie vollkommen dein Zahn dadurch wird. Du bittest deinen Zahn, wieder nach Hause zu kommen, um seinen rechtmäßigen Platz einzunehmen.
3. Du nimmst deinen Zahn wieder auf. Du atmest ihn in dich hinein, du wirst selbst zu deinem Zahn.
   Du verbindest deinen Zahn mit dem Platz, wo er hingehört, mit allen Geweben, Nerven und Blutgefäßen ...
   Du nimmst wahr, wie es geschieht und dein ganzer Körper deinen Zahn in sich aufnimmt. Wie alles in dir sich freut!
4. Willkommen im Leben! Du begrüßt deinen Zahn in dir und du verschmilzt mit ihm. Du stellst alle Potenziale dieses Organs dir und deinem Leben zur Verfügung.
5. Du verankerst dein Ergebnis in all deinen fünf Körpern: dem physischen, ätherischen, emotionalen, mentalen und spirituellen Körper.
   Wenn in irgendeinem deiner Körper ein Gefühl des Unwohlseins entsteht, dann bedeutet dies, dass du hier etwas

länger verweilen, dass du auf diesen Körper eingehen und mit ihm reden sollst. Bis er sich wieder gut und heil anfühlt.

Diese fünf Schritte ermöglichen dir, ein Gefühl von Ganzheit herzustellen. Es tut deiner Seele sehr gut, es harmonisiert sie und verbindet sie mit deinem Körper.

Jetzt ist es an der Zeit, mit der Praxis zu beginnen. Nimm die folgende Anleitung zur Zahnrückholung am besten auf, um die Übung zu einer tiefen Begegnung mit deiner eigenen Heilkraft werden zu lassen.

ÜBUNG: ZAHNRÜCKHOLUNG

Setze oder lege dich bequem hin und schließe deine Augen. Atme ein paarmal ganz tief in deinen Bauchraum ein und atme weit aus.

Dann lass deine Aufmerksamkeit in deine Mundhöhle fließen, verbinde dich durch das Gefühl mit deinem Zahnfleisch und deinem Zahnknochen. Fühle und sieh sie mit deinem inneren Auge. Wie sehen sie aus? Wie fühlen sie selbst? Geht es ihnen gut, fühlen sie sich von dir versorgt und geliebt? Oder fühlen sie sich eher vernachlässigt?

Spüre in dich hinein und frage dich, was hier fehlt. Was ist es, das ein Gefühl von Ganzheit, Angenommen- und Geliebtsein verhindert? Ist es womöglich eine Verletzung? Oder eher das Gefühl, nichts wert, unbedeutend und nicht gut genug zu sein? Spüre ganz tief in dich hinein, was es ist, das deinem Zahnfleisch und deinem Zahnknochen Energie und Lebendigkeit raubt, sodass sie verwelken wie die Blumen in der Kälte.

Dann heile sie, indem du deinem Zahnfleisch und deinem Zahnknochen all das gibst, was sie brauchen, bis du das Gefühl erlangst, ganz und heil zu sein. Möglicherweise ist das ein Gefühl von Dankbarkeit, Liebe, Anerkennung oder etwas anderes. Dein Zahnfleisch und Zahnknochen, sogar dein ganzes Kiefer, sie fühlen sich dadurch präsenter an. Es kann sich auch eine Empfindung von Druck oder leichtem Schmerz einstellen, was aber angenehm ist.

Nun rufe deinen Zahn zurück. Sprich: »Möge mein Zahn jetzt zu mir zurückkommen und sich wieder mit mir verbinden.«

Dann stelle dir vor, wie du den einst verlorenen Zahn in deinen Körper zurück einatmest. Dieser Zahn ist noch im ätherischen Körper vorhanden, von dort fließt er in deinen physischen Körper hinein. Fühle, wie es gerade geschieht.

Nimm deinen Zahn auf, hülle ihn mit deiner Liebe, Dankbarkeit und Wertschätzung ein. Sieh und fühle, wie vollkommen und lichtvoll er dadurch wird.

Nun bittest du deinen Zahn, wieder nach Hause zu kommen und seinen rechtmäßigen Platz einzunehmen. Und du sagt ihm: »Es tut mir leid, dass ich mich früher nicht sehr gut um dich gekümmert habe, aber bitte komme jetzt zurück, ich liebe dich, du bist mir sehr wichtig.«

Heiße deinen Zahn willkommen! Begrüße ihn in dir. Verschmelze mit ihm. Dadurch stellst du alle Potenziale dieses Organs dir und deinem Leben zur Verfügung. Fühle, wie du dadurch bereichert wirst, nimm wahr, wie ein Seelenanteil zu dir zurückkehrt und in dir erneut zum Leben erweckt wird. Wie du deine wahre Größe annimmst und dadurch zu dem wirst, was du in Wirklichkeit bist: zu einem göttlichen Wesen.

Spüre, was sich durch diesen Prozess der Organrückholung alles in dir verändert hat. Nimm wahr, wie es sich nun auf dein Leben auswirken wird. Bedanke dich bei dir selbst, für deine Erfahrungen und deine Erkenntnisse, für dein inneres Wachstum. Bedanke dich bei deinem Zahn, bei deinem Zahnfleisch und bei dem Zahnknochen. Schicke dir selbst deine unendliche Liebe und umarme dich ganz tief bis in die letzte Zelle deines göttlichen Körpers.

Willkommen im Leben!

ALTERNATIV: REISE ZU DEINEM GESUNDEN ZAHN

Während eines Seminars wollte ich diese fünf Schritte bei meiner Gruppe wie üblich einleiten. Doch diesmal wurde ich von der geistigen Welt anders geleitet und ich ließ mich darauf ein. Es ging darum, dass meine innere Stimme mir sagte, die Teilnehmer geistig in jene Zeit reisen zu lassen, als der fehlende Zahn noch im Kiefer und noch ganz gesund war. Das Ergebnis war sehr heilend.
Seitdem habe ich diese Variante verfeinert und weiterentwickelt. Als Nächstes also werden wir die Zeit, als der Zahn noch intakt war, mit der Gegenwart verbinden. Ganz so, als ob der Zahn nie krank und nie verloren gegangen gewesen wäre. Das allein ist eine wunderbare Erfahrung, ob der Zahn nun wieder physisch nachwächst oder nicht. Energetisch wird er auf jeden Fall zurückkommen, und das wirst du sehr gut spüren können: Es ist ein tiefes Glücksgefühl, das sich in dir ausbreitet, weil dein Seelenanteil wieder lebendig und integriert wird.
Du kannst diese Übung ganz nach deinem Gefühl und Bedürfnis so oft wie du möchtest wiederholen. Nimm die folgende Anleitung auf oder lass dich von einer vertrauten Person anleiten.

ÜBUNG: REISE ZU DEINEM GESUNDEN ZAHN

Diese Übung hilft dir dabei, deine Zähne und deinen Kiefer zu harmonisieren, was dir ein Gefühl von Ganzheit und Verbundenheit verleiht.
Du kannst dich dafür bequem hinlegen und deine Augen schließen.
Entspanne dich, atme tief in deinen Bauch hinein, verbinde dich mit deinem inneren Raum in dir, atme dich tiefer und tiefer nach innen.

Dann lass dein Bewusstsein in die Zeit fließen, in der dein Zahn noch da und gesund war. Als ob du dich in diese Zeit einatmest und fühlst, wie du dich mehr und mehr mit deinem Ich von damals verbindest. Du beginnst, dich wahrzunehmen, und spürst deinen Zahn, der noch da ist. Versuche, so viel wie möglich zu fühlen. Spüre deinen Mund, deine Kiefer und deinen Zahn. Gehe innerlich zu deinem Zahn und begrüße ihn. Sage jetzt: »Hallo. Ich bin jetzt für dich da. Es tut mir leid, dass ich mich um dich so schlecht gekümmert habe und du deshalb gehen musstest.«

Nun vergib dir selbst: Umarme dich innerlich, umarme deinen Zahn, sei für dich da. Sende dir Liebe, bedingungslose Annahme und Wertschätzung. Bette deinen Zahn in diese Liebe ein. Spüre, wie dadurch das Licht des Universums in dich hineinströmt, jede Zelle von dir berührt und erleuchtet.

Spüre, wie sich ein tiefer Frieden in dir einstellt. Frieden und Harmonie fließen nun zu deinem Zahn und du spürst, wie die Stelle in deinem Mundraum, an der dein Zahn ist, ganz hell aufleuchtet.

Womöglich spürst du jetzt ein intensives Pochen und Pulsieren an dieser Stelle. Wisse, dass durch dieses Licht und deine Empfindungen sich dein Zahn gerade wieder zu manifestieren beginnt. Wende dich nun deinem Zahn bewusst zu und sprich laut Satz für Satz: »Mein lieber Zahn, mein tiefster innerer Wunsch ist es, dass du wieder bei mir bist. Ich möchte, dass du dich in meinem physischen Körper in deinem vollen Glanz und deiner Ganzheit als göttliche Manifestation meines Ichs aufbaust und deinen rechtmäßigen Platz in meinem System wiedereinnimmst. Ich erlaube es mir! Es darf geschehen! So sei es! Danke!«

Spüre, wie diese Worte zu deinem Zahn fließen, wie sie in jede Zelle deines Körpers fließen …

Vertraue nun darauf, dass dieses Aufbauprogramm augenblicklich in deinem physischen und feinstofflichen Körpersystem gestartet ist und dein Zahn beginnt, sich in allen deinen fünf Körpern aufzubauen. Spüre, wie es bereits passiert. Fühle es in deinem physischen Körper. Fühle, wie es auch in deinem ätherischen Körper geschieht. Dein Zahn baut sich auch in deinem emotionalen Körper und ebenfalls in deinem mentalen Körper auf. Er manifestiert sich auch in deinem spirituellen Körper und wird dadurch mit deinem gesamten Körpersystem verbunden.

Erlebe nun deine Ganzheit und sei dankbar. Je mehr Dankbarkeit du in dir spürst, desto schneller werden die Heilung und der Aufbauprozess eintreten.

Umarme dich selbst und heiße dich in dir willkommen!

Arbeit mit der Zahntabelle

Zusammen mit meiner Freundin Lakschria habe ich eine Zahn-Gefühls-Tabelle entwickelt (siehe Anhang, Seite 224). Benutze sie, um das Problem in dir anzuschauen, das mit einem bestimmten Zahn in Verbindung steht. Die Angaben in der Tabelle können dir einen Hinweis auf das Thema geben, das du noch bearbeiten und energetisch umwandeln musst. Du kannst das Thema aber auch mit dem kinesiologischen Selbsttest (siehe Seite 35), mit Pendel, Sensor oder anderen Mitteln austesten. Oder du schaust dir das Thema bzw. das Gefühl in deinem Körper an, nimmst es ganzheitlich wahr, nimmst es an, kommunizierst damit. Ein Beispiel: Nehmen wir an, dir wurde der Weisheitszahn unten rechts entfernt. Das wäre dann nach der Zahntabelle der 48. Zahn. Dazu steht in der Tabelle: »Das Leben trägt mich, ich bin versorgt.« Nun könntest du dir etwas Zeit nehmen und über dieses Thema meditieren. Einfach spüren: Wie fühlt sich das Thema in dir an, was macht es mit dir, wenn du darüber nachdenkst, wie fühlt dein Körper sich dabei an? Ist es ein wohliges Gefühl oder eher nicht? Könnte es vielleicht sein, dass du nicht wirklich darauf vertraust, dass das Leben dich trägt und dass du versorgt bist? Wo in deinem Körper fühlst du den Mangel?

Danach kannst du dich fragen, was du zur Heilung brauchst. Möglicherweise ist es ein Gefühl, ein inneres Bild oder es sind Farben, Worte ... Versorge dich damit, kümmere dich um dich selbst und erlebe deine Ganzwerdung.

Tipp: Spüle deine Zähne nach jedem Essen mit Salzwasser (bitte kein Kochsalz, nur Steinsalz oder Himalajasalz verwenden). Du kannst daraus Sole herstellen und damit auch deine Zähne putzen. Die Stärke der Lösung bestimmst du danach, was sich für dich angenehm anfühlt. Schon nach kurzer Zeit wirst du feststellen, dass Karies oder auch Parodontose sich bessern oder gar schwinden.

Ich gratuliere dir! Nun hast du endgültig die Grenzen deines alten Denkens aufgebrochen. Du weißt jetzt, dass der Kontakt zu deinem Körper dir eine tiefe und feste Verbindung zu deinem wahren göttlichen Selbst, zu deiner Schöpferkraft ermöglicht. Mit dieser unendlichen Schöpferkraft bist du in der Lage, deinen Körper im Einklang mit deiner eigenen göttlichen Schwingung zu verändern. Das heißt, wenn etwas in dir sich nach dieser göttlichen Schwingung in dir ausrichtet, verwirklicht es sich auch in der Materie. Es bilden sich schöne und strahlende Zellen und Organe.
Dein Körper kann im wahrsten Sinne des Wortes ganzheitlich gesunden und sich verjüngen!

Schlusswort

Wenn du mit diesem Buch bis hierhin gekommen bist, wirst du selbst dann, wenn du nur gelesen hast und noch nicht zur Praxis gekommen bist, etwas vollkommen Neues verspüren. Du bist aus der kollektiven Hypnose ein Stück weit aufgewacht und hast erkannt, dass deine Gesundheit, deine Lebendigkeit, deine Lebensfreude und dein Aussehen in deinen eigenen Händen am besten aufgehoben sind. Du kannst etwas für dich selbst tun! Mehr als jeder andere Mensch. Damit hast du die Welt der schöpferischen und verantwortungsbewussten Menschen betreten.

Ich wünsche mir von ganzem Herzen, dass du hier, in der Welt der Schöpfer, bleibst und deine Realität aus deiner göttlichen Kraft heraus bewusst manifestierst. Dein Geist ist freier geworden, du kannst dich nun in einem inneren Raum bewegen, der viel weiter, ja unendlich ist.

Mithilfe dieses Buches kannst du in deiner Vorstellung in die Vergangenheit reisen, bis zu deiner Zeugung und zu deiner Geburt, aber auch in die Zukunft, zu einem Zustand, in dem du vollkommen heil und ganz sein wirst. Und du kannst deine Vergangenheit und Zukunft mit deiner Gegenwart verbinden, etwa indem du zu deinen einstmals gesunden Zähnen reist und sie in deine Gegenwart integrierst oder indem du deine Ahnen besuchst und ihre Kraft für dein heutiges Leben zur Verfügung stellst.

Denn die Zeit existiert nicht wirklich, Zeit ist eine Illusion, ebenso wie die Welt der Trennung und Dualität, in der wir zu leben scheinen. Wir sind zwar an die irdische Zeit gebunden, aber wir können sie auch umgehen. Denn in Wahrheit geschieht alles gleichzeitig, auch wenn wir es so erleben, als ob alles nacheinander geschieht. Es fällt uns zwar schwer, sich vorzustellen, dass Vergangenheit, Gegenwart und Zukunft gleichzeitig existieren. Aber in Wirklichkeit sind wir multidimensionale Wesen und befinden uns synchron in verschiedenen Realitäten. Unser Getrenntsein von der göttlichen Quelle und von uns selbst erlaubt uns nicht, unser wahres göttliches Wesen zu leben. Aber wenn wir uns mit freiem Geist und offenem Herzen darauf einlassen, dass alles gleichzeitig geschieht, und ein wenig damit experimentieren, werden wir feststellen, dass es sich sehr harmonisch und echt anfühlt.

Du kannst dich jederzeit dazu entscheiden, dich selbst dazu zu ermächtigen, vollkommen heil und ganz zu sein. Dich selbst aus allen Zeiten, in denen du warst, bist und sein wirst, in dein ewiges Jetzt einzuatmen und dich in dir selbst zu empfangen.

Es wird Tage geben, an denen du dir freudig neue Ziele setzen und sie kraftvoll verfolgen wirst. Tage, an denen du dich wahrhaft um dich selbst kümmern und dir nur das Beste geben wirst. Das sind die Tage, an denen du dein eigenes Konzept der Gesundwerdung und Verjüngung erstellen und dich damit erfolgreich beschäftigen wirst.

Es wird möglicherweise auch die Tage geben, an denen du dich fragst: Wozu das Ganze? Tage, an denen du ohne Lust und Tatkraft bist. Nicht jeder hat die Kraft, alles umzusetzen und durchzuziehen. Alte Verhaltensmuster und Gewohnheiten können uns immer wieder zurückwerfen. Dann sitzen wir wieder vor unserem alten Topf und kochen unsere alte Suppe. Aber Rückschläge sind menschlich. Entscheidend ist, dass du dich deshalb nicht aufgibst, nicht kleinmachst, sondern bei dir bleibst und zu dir stehst. Es kommen dann auch wieder die Tage, an denen du deine Kraft und Motivation wiedererlangst und erneut beginnst, an dir und mit dir zu arbeiten.

Gehe kleine Schritte und lobe dich dafür, dass du sie getan hast. Schenke dir reichlich deine Aufmerksamkeit und du wirst merken, wie dein Körper dich dafür großzügig mit Gesundheit und Lebensenergie belohnt.

Sei lebendig, sei mit dir selbst und in dir selbst verbunden. Werde zu diesem Menschen, der du immer sein wolltest! Sei in Liebe, sei ganz und gesund!
Unsere Gesundheit ist ein Ergebnis dessen, was wir über uns und unsere Welt denken, was wir sagen, lesen, hören, anschauen, womit wir uns beschäftigen, was wir essen, trinken und tun. Also frage dich immer und immer wieder: Womit beschäftige ich mich in meinem Leben und was möchte ich in Wirklichkeit sein, tun, werden? Korrigiere dein Denken, dein Handeln, verändere deine Gewohnheiten, sei für dich da. Erwähle dich selbst. Vergiss nie deine Kommunikation mit dir selbst. Vergiss nie dich selbst, ermächtige dich, dann wirst du immer ganz, jung und gesund bleiben.
Du bist dazu fähig, mit deinen Zellen und Organen zu kommunizieren oder dein volles Haar zurückzugewinnen oder verlorene Zähne und entfernte Organe wieder zurückzuholen. Oder alles zusammen. Du hast jetzt eine starke schamanische Medizin in deiner Hand, nimm sie ein, nutze sie für dich!
Licht und Liebe wünsche ich dir

Lumira

www.lumira.de

Anhang

Auf den folgenden Seiten findest du nützliche Übersichten, die du für die Prozesse der Verjüngung, Ganzkörperregeneration und Organwiederherstellung nutzen kannst.

DIE LUMI-FARBEN

Die Farbtabelle eröffnet dir einen tieferen Zugang zu Farbschwingungen: Jede Farbe trägt bestimmte Themen in sich, die du in dir entdecken und integrieren kannst. Wenn dir eine Farbe in den Sinn kommt, kannst du sie einatmen, du kannst selbst in deiner Vorstellung und auch gefühlsmäßig zu der Farbe werden und du kannst den Text dazu lesen und in dir nachschwingen lassen. Du wirst merken, wie tief greifend das deinen Prozess unterstützt und wie heilend es auf Körper, Geist und Seele wirkt.

Tipp: Achte darauf, welche Farben du gern trägst oder dir bewusst aussuchst. Schaue, welches Thema diese Farbe dir gibt, und frage dich, wie du dieses Thema verstärkt in dein Leben einfließen lassen kannst.

Schwarz

Die Farbe unterstützt dich, die Schatten und dunklen Stellen in deinem Inneren, die durch Ablehnung eines Teils von dir entstanden sind, wahrzunehmen, die Kraft, die in ihnen gebunden ist, an dich zu nehmen und sie dir für dein Leben zur Verfügung zu stellen. Aus der Tiefe der Dunkelheit kann etwas Neues geboren werden.

Grau

Es ist eine Mischung aus Licht und Dunkelheit. Diese Schwingung hilft dir dabei, richtig zu fühlen, dich in allen deinen Erscheinungsformen gefühlvoll wahrzunehmen. Du bist das Lichtvolle und auch das Dunkle in dir. Denn auch deine Schatten gehören zu dir. Grau symbolisiert Neutralität. So kannst du mit etwas Abstand Dinge und Themen sachlich und nüchtern betrachten.

Braun

Das ist die Farbe der Mutter Erde, das heißt: deiner Heimat, deiner Herkunft, deiner Wurzeln. Dazu gehören auch die Erfahrungen, die du bis jetzt gemacht hast. Braun gibt dir Sicherheit, Wärme, Geborgenheit, Ruhe und Gelassenheit. Diese Farbe gibt dir das Gefühl: »Ich stehe fest auf dem Boden und spüre den Halt, den mir das gibt.«

Dunkelrot

Es besteht aus der Farbe Rot und einem Anteil Schwarz. Hier hast du einen Teil deiner Lebendigkeit und deines Seins in den Schatten verdrängt, weil du ihn nicht als angemessene Ausdrucksform annimmst. Es geht darum, dich selbst mit all deinen Gefühlen wirklich zu spüren, anzunehmen und so deine volle Lebendigkeit und Lebensfreude wiederzuerlangen.

Rubinrot, Granatrot

Diese Farbe enthält in sich die leuchtende, durchlässige Qualität der Sterne, die dich tief in deinem Inneren berührt und dir das Gefühl gibt, empfangen und genährt zu sein. Rubinrot ist der Weg der Weiblichkeit, es ist tiefe intuitive Verbindung und Hingabe. Es gibt die Freiheit, Platz nehmen zu dürfen, sein zu dürfen. Diese Farbe gibt den Raum, sein zu dürfen.

Rot

Das ist die Farbe des Lebens und der Liebe. Rot schenkt dir Wärme, Vitalität und Lebenskraft. Es steht für das Gefühl von Leben, lebendig sein, dich selbst in deiner Lebendigkeit zu spüren, wach und präsent bei dir und in dir zu sein.

Koralle

Eine Farbe, die dich mit deiner inneren Stille und deiner inneren Weisheit verbindet. Koralle erweitert deinen Horizont und öffnet dir neue Wege und neue Möglichkeiten. Korallenfarbenes Licht ist die kosmische Verbindung und sinnliche Berührung des Lichtes in dir. Es sagt dir: »Ich gehe meinen Weg ... Ich bin der Weg.«

Orange

Diese Farbe ist die pulsierende Energie und Lebensfreude. Orange belebt deinen Körper und weckt deine Schöpferkraft, indem es dich mit deiner wahren Essenz verbindet. Du lässt dich ein, nimmst wahr, verbindest dich mit dir selbst und erschaffst dein Leben neu im Einklang mit deinem inneren göttlichen Wesen.

Gelb

Das ist das bedingungslose Ja zum Leben, die Farbe der Sonne und der Freude. Gelb gibt dir Sicherheit und Stabilität in dir selbst: »Ich bin, wie ich bin!« Und so fühlst du dich sicher und geliebt. Gelb klärt die Gedanken und macht wach, beweglich, lebendig und froh.

Zitronengelb

Diese Farbe kühlt und zieht alle Säfte in dir zusammen, sodass der Impuls entsteht, aus deinen alten Gewohnheiten und starren Denkmustern auszubrechen, sie loszulassen und wahren Frieden und Freiheit zu erlangen. Ganz nach dem Motto: »Ich bin frei!«

Helles Beige

Dies ist eine zarte und schwingende Verbindung in dir von deinen Wurzeln bis in den Himmel. Hellbeiges Licht fließt ganz sanft und leise. Es berührt dich auf eine liebevolle Art, löst die Blockaden auf und verwandelt alles in eine ruhige, angenehme Besinnung und Betrachtung. Grenzen schmelzen.

Sandfarbe

Diese Farbe lockert dich, löst die Steifheit und Verkrampfungen auf, macht dich beweglich und wandlungsfähig. Du musst nicht kämpfen, du kannst jede beliebige Form annehmen, in dieser Form verweilen, um dich dann daraus zu lösen und wieder fließend zu sein: »Ich bin alles – und alles bin ich.« Fortschritt ist möglich.

Olivgrün

Diese Farbe wirkt erdig und frisch. Olivgrün hilft dir, in dir selbst anzukommen und deinen Erdenplatz anzunehmen. Du beginnst, dich in dir zu verwurzeln, und empfängst dich selbst in dir. »Ich bewohne meinen Körper und ich fühle mich wohl in mir.«

Grasgrün

Das ist die Farbe der Natur, die Farbe von Wachstum und Frische, die den ganzen Körper harmonisiert und ausgleicht sowie emotionale und körperliche Wunden und Narben heilt. Grasgrün ist die Farbe der Erneuerung, Heilung und der inneren Harmonie. »Ich erschaffe mich neu im Einklang mit mir selbst!«

Smaragdgrün

Dies ist die Farbe des Herz-Chakras und der allgegenwärtigen, bedingungslosen Liebe, Selbstliebe und Vergebung. Smaragdgrün steht für Dankbarkeit, Freude und Vertrauen. »Ich vergebe mir für alles! Ich liebe mich!«

Rosa

Das ist die Farbe des Herzens. Rosa steht für das Öffnen des Herzens, für Achtsamkeit, Verständnis, göttliche Liebe und Selbstliebe. Rosa unterstützt dabei, sich bedingungslos zu lieben. »Ich öffne mein Herz für mich und lasse die Liebe fließen!«

Türkis

Die Farbe des Wassermann-Zeitalters steht für emotionale Intelligenz, Freiheit und die Fähigkeit, auf die eigene Intuition zu vertrauen. Türkis unterstützt deine sprachliche Ausdrucksfähigkeit und hilft dir, ehrlich und aus deinem inneren Wissen heraus zu kommunizieren. »Ich spreche meine inneren Wahrheiten aus und integriere sie in mein Leben.«

Lichtblau

Diese Farbe klärt und ordnet. Es ist die Farbe von Leichtigkeit, Anmut und Glückseligkeit. »Ich bin heil und ganz, ursprünglich und ewig in meiner Essenz.«

Blau

Blau ist deine Freiheit und Individualität, es ist die universelle Ordnung und Harmonie in dir. Du nimmst dich wahr und bist dir deines inneren Wesens bewusst. Du bleibst dir selbst treu und vertraust deiner Intuition. »Ich entscheide mich für mich selbst und bleibe mir treu!«

Indigoblau

Diese Farbe schützt dich. Es ist die Farbe des inneren intuitiven Wissens um die kosmische Ordnung und ihre Gesetzmäßigkeiten. Es verbindet Kommunikation und Wissen, führt dich zu Ganzheit und Verbundenheit mit allem, was deine Selbstheilung erzeugt.

Violett oder Lila

Diese Farbe symbolisiert die hohe spirituelle Schwingung, sie ist universelle Liebe, Transformation und Heilung. Lila verbindet dich mit dem höheren Selbst, mit dem Göttlichen, von dem alle Heilung kommt.

Flieder

Das ist die Farbe, die dich beflügelt. Wie ein Vogel kannst du dich erheben und über deine Welt schweben. Flieder steht für Freiheit und Frische, Zartheit und Präsenz.

Magenta oder Purpur

Diese Farbe ist die Verbindung zwischen Himmel und Erde, dem Göttlichen und dem Irdischen. Sie steht für göttliche Inspiration, die Manifestation des göttlichen Plans auf der Erde, die durch dich geschieht: »Dein Wille geschehe durch mich!«

Weiß oder Kristallklar

Weiß ist die Farbe der Reinheit und Klarheit kosmischer Ordnung. Es bringt Heilung in den Körper. Es harmonisiert und erhöht deine Schwingungen und bringt dich in Einklang mit dir selbst und mit dem Universum. »Ich bin in göttlicher Harmonie, vollkommen und geliebt.«

Regenbogenfarben

Das steht für höchstes Glück und die Verbindung von Himmel und Erde in dir. Es öffnet dich, richtet dich auf, macht dich glücklich und froh. Regenbogenfarbenes Licht bringt dich in Einklang mit dir selbst und vereint alle deine Potenziale zu einem wunderschönen, harmonischen Ganzen.

Bunt

Das ist die Farbfrequenz der Muttermilch, die dich versorgt und nährt. Buntes Licht ist die prickelnde, belebende, funkelnde Energie. Es ist bejahende Lebensfreude und Lebenstanz. Alles tanzt und freut sich in dir, bunte Lichter erfüllen deine Zellen und bringen sie zum Schwingen. »Alles ist Freude – und ich bin Freude.«

Silber

Silber ist die Farbe des Mondes, des mütterlich-göttlichen Prinzips. Es hält dich wie eine Mutter, schenkt dir Stille und Geborgenheit. Es hilft dir, dich selbst liebevoll anzunehmen, und bringt dadurch die Dinge ins Fließen, sodass sie heilen können. Es verbindet dich mit deiner Intuition und lehrt dich den sicheren Umgang mit Visionen.

Gold

Die Farbe der spirituellen Sonne steht für die höchste Energie, für universelle Liebe und universellen Schutz. Es hebt die Schwingung auf eine höhere Stufe der Lebensfreude, steht für göttlichen Glanz, göttliche Fülle und Erfüllung.

Perlmutt

Das ist die Farbe der Erholung und Regeneration. Es ist der tiefe Einblick in die eigene innere Mystik und das ungeahnte Wunder seiner selbst. Perlmutt umschmeichelt dich, hält und schützt dich. Du atmest die Ewigkeit des Meeres in dich ein und kehrst in den Schoß des Lebens zurück: »Zeit spielt keine Rolle – die Unendlichkeit der Ewigkeit ist in mir!«

DIE ZAHN-GEFÜHLS-TABELLE

Die Zahntabelle und die Tabelle der inneren Struktur kannst du nutzen, um deine Körpersprache und die positive Absicht deiner Seele besser zu verstehen. Wenn du Probleme mit irgendeinem Organ oder Zahn hast, kannst du hier erfahren, um welche Themen bzw. Informationen es sich dabei handelt. Das gibt dir ein besseres Verständnis für deine innere Welt und ermöglicht dir tiefere Kommunikation mit deinem physischen und deinen feinstofflichen Körpern.

Die Bedeutung der einzelnen Zähne:
Rechte Seite oben:

11 Grübeln, negative Gedanken, falsches Essen, falsche Zahnpasta, Wahrheit
12 Disharmonie durch Klänge, Intuition, Stille, Verantwortung übernehmen, Ungleichgewicht männlich/weiblich
13 Bedingungsloses Ja zum Leben, gesellschaftliche Abhängigkeit, außer sich sein, intuitives Wissen, positive Absicht
14 In sich selbst sein, Ausgleich, ich bin nichts wert, ganz zu sein, unabhängige Beziehung zu Zeit, Ort, Mensch, verbunden, aber nicht gebunden sein
15 Urvertrauen, sich nicht abgrenzen können, ich bin nicht gut genug
16 Sicherheit in sich selbst, die Fähigkeit, sich zu wandeln, Dinge selbst in die Hand nehmen, Begeisterung
17 Innere Führung, Einsamkeit
18 Weisheit, Schöpferkraft fließen lassen, die Lebenskraft durch Körper und Seele lassen

Linke Seite oben:

21 Wissen, ich bin Gott, Befreiung
22 Verbindung zur Quelle, Selbstausdruck, Berührung
23 Weitergeben, Hoffnung

24 Im Gleichgewicht sein, zentriert, bewahren, Vollendung
25 Erfolg, im Fluss sein, Opfer
26 Bewegung in der Gegenwart, leben, Sieg, Stärke
27 Ziele verwirklichen, Urkraft in mir, Energien fokussieren (bündeln und ausrichten)
28 Sich selbst erlauben, das Leben zu genießen, Vertrauen in die Zukunft

Linke Seite unten:

31 Veränderung, Energiepotenzial, Kontrolle
32 Wendigkeit, Lebensqualität, sich selbst voll und ganz vertrauen
33 Beschützt sein, Atem der Erde, Pulsschlag der Erde, Verbindung zur Erde
34 Mutig, Freude, Umwandlung, durch Bewusstsein transformieren, unbekannte Dimension
35 Glaube, wissen, dass man der Schöpfer seines Universums ist
36 Aufmerksamkeit, fokussierte Konzentration
37 Kosmische Verbindung, Tanz des Lebens
38 Starre Muster und Idealvorstellungen, Flexibilität, sich dem Fluss des Lebens anvertrauen

Rechte Seite unten:

41 Freiheit, Liebe, Auflösung bestehender Strukturen
42 Ganzheit, Baumeisterin, Halt schaffen, im Einklang mit seinem inneren Wesen sein, Klarheit
43 Die Antwort im Inneren, innere Kreativität, Visionen, Neugestaltung
44 Sich selbst im Wege stehen, sich durchsetzen, den Wunsch manifestieren, Ordnung
45 Sich selbst treu bleiben, Kommunikation, verwurzelt mit der inneren Weisung sein
46 Verbindung zum eigenen inneren Wesen, neue Kräfte sammeln, Selbstvertrauen

47 Machtlosigkeit, Verletzungen, zu mir kommen, Licht, göttliche Liebe
48 Das Leben trägt mich, ich bin versorgt

Die rechte Seite der Kiefer steht für das Männliche und die linke für das Weibliche. Der Oberkiefer weist auf das Feste, Unbewegliche in uns hin und der Unterkiefer auf das Bewegliche und Wandlungsfähige.

TABELLE DER INNEREN STRUKTUR

Gehirn	Bewusst – unbewusst, Glaube – Unglaube, verwirrt, Zweifel, Grübeln, Kopfzerbrechen, in sich gekehrt sein, negative Gedanken, Launen, Disharmonie durch Klänge und Bilder, betäubt, Ungleichgewicht, Geistheilung
Schilddrüse	Anschuldigen, Verleugnen, Aufgeben, Misstrauen, Unehrlichkeit, gedemütigt, verunreinigt, Zugang zu spirituellem und übersinnlichem Potenzial
Thymusdrüse	Feigheit, außer sich sein, Harmonie in sich selbst, die kosmische Ordnung sehen, intuitives Wissen
Lunge	Mangel an Kontakt zum eigenen inneren Wesen/zum Körpergefühl/zum höheren Selbst, Angst vorm Leben, Bewusstsein über die eigene innere Kraft stellen, Ausrichtung
Emotionales Herz	Verkrampft, Mitgefühl, bedingungslose Liebe, tiefste innere Wünsche, bewusst verbessern, bewusst verändern, Großzügigkeit, Begeisterung
Herz	Sich nicht liebenswert fühlen, Selbstliebe, Ablehnung der Verantwortung, nährend, segnen, Licht – Dunkelheit, vergeben, sich dem Unerwarteten öffnen, voller Hingabe sein

Leber	Wut, Ärger, Hass, Widerstand gegen Veränderungen, Annahme, Aufnahmefähigkeit, Kontakt zu inneren Führern, Lehrern und Engeln, Kontakt zu inneren Kindern, sich selbst treu bleiben
Gallenblase	Verurteilen, Opferhaltung, passiv, persönliche Freiheit, eingeschränkt, kein Mensch gehört dem anderen, sich engagieren
Milz	Selbstwertgefühl, Zufriedenheit, Respekt, sich erlauben, man selbst zu sein, Mut, Talente erkennen, entfalten und einsetzen, sich selbst wichtig nehmen, Mut zu Individualität
Pankreas	Abhängigkeit, Zugehörigkeit, Ursprung, Süße des Lebens, Hobby, offen sein für das Leben, bedingungsloses Ja zum Leben
Magen	Große Furcht, Machtlosigkeit, Angst vor Neuem, Sicherheit in sich selbst, Freude, Einzigartigkeit, Empfänglichkeit, Wandlungsfähigkeit
Dickdarm	Nicht loslassen können, Starre – Bewegung, in der Vergangenheit stecken, Ziele verwirklichen, Energien bündeln, Urkraft in mir
Dünndarm	Einsamkeit, getrennt werden (durch innere oder äußere Impulse), Konzentration der Geisteskraft (Bauchgehirn), Führung aus der Intuition heraus
Blase	Selbstmitleid, Zuwendung, Ursache und Wirkung erkennen, Kraft der Gefühle, sich selbst im Wege stehen, Durchsetzungsvermögen
Geschlechtsorgane	Sich schämen, Selbstbestrafung, Ablehnung der eigenen Kreativität/Schöpferkraft, das Gefühl, nicht gut genug zu sein, unerfüllte Sexualität, Leben durch andere, weiblich, sich selbst erlauben, das Leben zu genießen
Beckenboden	Das Gefühl: Ich darf mich nicht selbst ausdrücken, ich darf keinen Erfolg haben, Zukunftsängste, Existenzängste, Trost, Vertrauen, Urvertrauen, Anpassungsfähigkeit

Nieren	Schuldgefühle, Versagen, Kritik, Enttäuschung, Verzweiflung, Loslassen: die Welt der Illusionen, das Wünschen und das Ego
Wirbelsäule	Selbstzerstörung, Selbstachtung, Selbstzentrierung, Besessenheit, Selbsterkenntnis, verknüpft sein, Vision für das eigene Leben, sich selbst leicht nehmen
Haut	Sich in der eigenen Haut wohlfühlen, Grenzüberschreitung, Gefühllosigkeit, Kontakt, Halt der Lebensenergie, zärtlich, sich in sich selbst zu Hause fühlen
Blutkreislauf	Hoffnung, sich nicht wert fühlen, ganz zu leben, zeitlos – überall gegenwärtig, Ausgleich vergangener Ungeschicklichkeiten, in sich selbst sein
Hände	Selbstverleugnung, Abspaltung, Verrat, sich nicht trennen können, das Beste geben, sich selbst Raum geben, Gleichgewicht zwischen Nehmen und Geben
Füße	Angst, auf eigenen Füßen zu stehen, Wurzeln, Verbundenheit, Überleben, Verwurzelung, Ursprung der Lebensenergie

DIE ZEHN GESÜNDESTEN LEBENSMITTEL

Hier findest du eine Übersicht von Lebensmitteln, die deine Gesundheit und Körperregeneration wunderbar unterstützen können. Achte darauf, täglich wenigstens drei oder vier davon zu essen.

1. Strukturiertes bzw. reines Wasser ist natürliches Wasser, aufgeladen mit heilenden Energien und Informationen aus der Natur und dem Kosmos. Wasser, wie es in unserem Körper vorkommt, wie es die Natur für uns geschaffen hat.

Quellwasser ist lebendiges, strukturiertes Wasser. Wer in seiner Nähe eine Quelle hat, die noch sauberes, reines Wasser liefert, hat wirklich Glück. Leitungswasser ist unstrukturiertes Wasser, aufgeladen mit chemischen und mechanischen Energien und Informationen wie Chlor, Fluor, Pumpen, Filtern und Druckleitungen, was das Wasser zum Träger krank machender statt heilender Energien macht.
Wer sich ein gutes Wasser im Getränkemarkt kauft, sollte welches in Glasflaschen kaufen. In Plastikflaschen setzen sich bereits nach zehn Minuten hormonähnliche Substanzen aus dem Kunststoff ab. Schon kleinste Mengen reichen aus, um unser Hormonsystem nachhaltig zu stören.
Darüber hinaus gibt es mittlerweile Wasseraufbereitungsanlagen zu kaufen – diese Anschaffung lohnt sich!

2. Wildkräuter sind Pflanzen, die zum Verzehr geeignet und nicht züchterisch bearbeitet sind, sondern in der jeweiligen Region natürlich wachsen. Das sind in unseren Breiten Brennnesseln, Löwenzahn, Bärlauch, Taubnesseln, Breitwegerich, Spitzwegerich, Giersch, Gundermann, Portulak und andere. Wildkräuter enthalten viel mehr Aroma, Ballaststoffe, Bitterstoffe, Mineralstoffe, sekundäre Pflanzenstoffe und Vitamine als gezüchtete Kräuter.
Ich habe viele Wildkräuter einfach in meinem Garten angepflanzt, damit ich sie jeden Tag ganz schnell für meine Smoothies, Salate und Tees pflücken kann.
Wer mehr über Wildkräuter wissen möchte, dem empfehle ich die Teilnahme an einer Kräuterwanderung: Dabei erklärt ein Spezialist, welche Kräuter in unserer Umgebung essbar sind.

3. Keimlinge und Sprossen enthalten alle lebenswichtigen Nährstoffe, vor allem leicht verdauliches Eiweiß, Fette und Kohlenhydrate. Sie sind reich an Vitaminen, vor allem an Vitamin B, C und E. Außerdem unterstützen sie den Mineralstoffhaushalt – vor allem mit Eisen, Kalzium, Kalium und

Magnesium – sowie die Aufnahme lebenswichtiger Enzyme und Spurenelemente.
Zum Selbstkeimen eignen sich Hafer, Roggen, Weizen, Erbsen, Linsen, Kichererbsen und Sojabohnen. Schmackhaft sind auch die Sprossen von Kresse-, Alfalfa-, Bockshorn-, Radieschen- und Senfsamen.

4. Samen – zum Beispiel Sesamsamen, Sonnenblumenkerne, Kürbiskerne, Pinienkerne, Hanfsamen, Leinsamen, Samen der Chia-Pflanze. Alle Samen, außer Leinsamen und Chia-Samen, sollten vor dem Verzehr mehrere Stunden lang eingeweicht werden, damit sich ihre enzymhemmende Schicht auflöst und sie besser verdaulich werden.

5. Küchenkräuter und Wurzeln schmecken sehr gut und verfeinern jedes Gericht! Fast jedes Kraut und jede Wurzel hat auch einen gesundheitlichen Nutzen für den Köper. Die Auswahl ist reichlich: Dill, Petersilie, Selleriekraut, Korianderkraut, Majoran, Oregano, Petersilienwurzel, Pastinake und andere. Man sollte jeden Tag etwas davon essen.

6. Früchte und Beeren schmecken gut, stärken die Abwehrkräfte und regen die Verdauung an. Himbeeren, Johannisbeeren und Brombeeren, Stachelbeeren, Heidelbeeren und andere sind echte Vitamin- und Mineralstoffbomben. Sie enthalten viele Ballaststoffe und Pektin, was die Darmtätigkeit fördert. Im Beerenobst stecken sekundäre Pflanzenstoffe wie zum Beispiel Flavonoide und Carotinoide, die gegen Viren und gegen vorzeitige Hautalterung wirken. Außerdem beugen die sekundären Pflanzenstoffe auch Krebs wirksam vor. Sie enthalten viel strukturiertes Wasser und viel Lichtenergie, die unsere Zellen beleben.

7. Gemüse enthält jede Menge gesundheitsfördernde Pflanzenstoffe, Vitamine und Mineralstoffe. Für eine ausgewogene

und gesunde Ernährung ist es wichtig, viel frisches Gemüse zu essen. Scharf schmeckende Gemüse wirken gegen Bakterien, Viren und Pilze. Greife also auch regelmäßig zu Knoblauch, Zwiebeln, Meerrettich oder Radieschen, um deine Infektabwehr zu unterstützen.
Gemüse enthält außerdem viel strukturiertes Wasser und viel Lichtenergie und wirkt sehr basisch auf unseren Körper.

8. Nüsse enthalten je nach Sorte viele wertvolle Vitamine und Mineralien. Sie liefern B-Vitamine, Vitamin E, Magnesium, Kalium und Phosphor. Nüsse sind wegen ihres hohen Anteils an wertvollen Fettsäuren, Eiweiß, Ballaststoffen und sekundären Pflanzenstoffen so gesund, dass man sie das ganze Jahr über knabbern sollte. Nur sollte man mit der Menge nicht übertreiben: Eine Handvoll Nüsse am Tag reicht vollkommen.
Viele Nüsse sind in Wahrheit gar keine – zumindest botanisch gesehen. Paranüsse, Pistazien, Cashewkerne, Mandeln und Macadamia sind nämlich Steinfrüchte, also mit Kirschen und Pfirsichen verwandt. Und die Erdnuss gehört, ebenso wie Bohnen oder Linsen, zu den Hülsenfrüchten.

9. Meeresalgen binden Schwermetalle und transportieren sie aus dem Körper. Sie sind reich an Eisen und den Vitaminen A, B, C, D, E und K und eine natürliche Jodquelle. Sie sind ballaststoffreich und haben einen höheren Kalziumgehalt als Milch. Sie regen den Haarwuchs an und lassen die Haut jünger aussehen.

10. Getreide wie braunen Reis, Hirse, Buchweizen, Dinkel, Gerste am besten gar nicht kochen, denn sonst werden alle Vitalstoffe zerstört, sodass nur Zucker und Stärke übrig bleiben. Besser in einer Thermoskanne über Nacht im warmen Wasser einweichen und dann roh verzehren.

SCHADSTOFFE, DIE DEINE GESUNDHEIT BEEINTRÄCHTIGEN

In der Liste der Schadstoffe, die deine Gesundheit beeinträchtigen, findest du Beschreibungen der Stoffe, die du meiden solltest, um deine Gesundheit zu schützen.

Sodium Laureth Sulfate oder **Sodium Lauryl** bzw. **Natriumlaurylsulfat:** Eine aggressive, gesundheitsschädigende Substanz, die zum Putzen von Garagenböden verwendet wird. Du findest sie in den meisten Shampoos und Badezusätzen, aber auch in Zahnpasten und Waschmitteln.

Formaldehyd: Eine weitverbreitete, stechend riechende, gasförmige Chemikalie, die in wässriger Lösung als Desinfektionsmittel verwendet wird und als Grundsubstanz für viele weitere chemische Produkte dient. Für diese Substanz war bereits eine Verbotsverordnung wegen des Verdachts als möglicher Krebsauslöser fertig ausgearbeitet. Diese wurde jedoch im letzten Moment wegen der großen wirtschaftlichen Bedeutung, die Formaldehyd hat, von der chemischen Industrie vereitelt.

Fluor: Ein nicht metallisches, stark reaktionsfähiges und sehr giftiges Gas aus der Gruppe der Halogene. Aufgrund seiner Reaktivität kommt es in der Natur nicht elementar, sondern nur in gebundener Form mit Mineralstoffen als Fluorid vor, etwa als Calcium- oder Natriumfluorid. Diese Verbindungen haben dann metallische, anorganische Eigenschaften. Das führt dazu, dass sie sich in menschlichen Geweben ablagern. Fluoride gehören zu den giftigsten Substanzen auf der Erde und können sich durch Stahl, Glas und Aluminium fressen. Du findest sie auch in Zahnpasten und im Speisesalz.

Glyzerin oder E 422: Ein dreiwertiger Alkohol und Bestandteil der Fette. Ist ausgezeichnet wasserlöslich und wird daher leicht vom Körper aufgenommen. Glyzerin ist in fast allen Pflege-, Putz- und Waschmitteln enthalten. Alle Anti-Aging-Cremes enthalten Glyzerin. Es macht die Haut abhängig und langfristig gesehen trocken und alt.

Geschmacksverstärker, künstliche Aromen, Vitamine und Farbstoffe: Diese Stoffe gibt es, wie du sicher schon vermutest, in fast allen Fertigprodukten, leider auch in Kindernahrung. Sie stören den Körper dabei, die Lebensmittel richtig zu verwerten, schaden dem Stoffwechsel und Immunsystem. Die künstlichen Vitamine bringen dem Körper keinen Nutzen, sondern belasten ihn.

Aspartam: Das ist ein Süßstoff mit vielen Nebenwirkungen. Bei seiner Verstoffwechslung entstehen gefährliche Nervengifte. Gedächtnisverlust, Depressionen, Blindheit und Verlust des Hörvermögens sind nur einige ihrer Wirkungen auf den menschlichen Organismus. Du findest Aspartam in fast allen Kaugummis, in Halsbonbons, Essiggurken, Diabetikernahrung und in vielen Süßigkeiten.

LITERATUR

Bessen, Barbara, Kryon – Das Buch der Heilung, Hans, Nietsch Verlag, Emmendingen, 2011

Boutenko, Viktoria, Green for Life: Grüne Smoothies nach der Boutenko-Methode, Hans Nietsch Verlag, Emmendingen, 2009

Campobasso, Andreas, Stopp! Die Umkehrung des Alterungsprozesses, Goldmann, München, 2008

Del Mar Gómez, María, Vegane Milchshakes. 60 Rezepte für köstliche, gesunde und pflanzliche Shakes, Kneipp Verlag, Wien, 2012

Doplito-Cabuk, Lourdes Julian, Gesichts-Yoga, Muskeltraining für ein strahlendes Aussehen, Orlanda Frauenverlag, Berlin, 2010

Jentschura, Peter, Gesundheit durch Entschlackung: Schlackenlösung, Neutralisierung von Giften und Säuren, Ausscheidung, Verlag Peter Jentschura, Münster, 2009

Kelder Peter, Die Fünf »Tibeter«®: Das alte Geheimnis aus den Hochtälern des Himalaja lässt Sie Berge versetzen, Scherz, Frankfurt am Main, 2011

Kugler-Anger, Heike, Cucina vegana: Vegan genießen auf italienische Art, pala-verlag, Darmstadt, 2008

Mauch, Walter, Die Bombe unter der Achselhöhle, Herbig, München, 1996

Megre, Wladimir, Bücherreihe Anastasia, Govinda Verlag, Zürich, ab 2009

Moritz, Andreas, Zeitlose Geheimnisse der Gesundheit und Verjüngung, United Book Group B, Lindau, 2011

Norbekov, Mirsakarim, Eselsweisheit: Der Schlüssel zum Durchblick – oder – wie Sie Ihre Brille loswerden, Goldmann, München, 2006

Rassmann, Anna-Christina; Weidner, Lumira, Die Lumi-Methode: Ein kreativer Weg zu innerer Ganzheit, Schirner, Darmstadt, 2010

Rodrigues, Dinah, Hormon-Yoga – Das Standardwerk zur hormonellen Balance in den Wechseljahren, Schirner, Darmstadt, 2005

Rothkranz, Markus, Heile dich selbst, Hans Nietsch Verlag, Emmendingen, 2010

Schatalova, Galina, Wir fressen uns zu Tode: Das revolutionäre Konzept einer russischen Ärztin für ein langes Leben bei optimaler Gesundheit, Goldmann, München, 2002

Steen, Celine; Marie-Newman, Joni, Vegan kochen. So klappt die Umstellung: 200 Rezepte und ausführliche Liste veganer Alternativen, Dorling Kindersley, München, 2012

Weidner, Lumira, Schamanische Kinesiologie, Schirner, Darmstadt, 2010

Wolter, Annette, Schönheit aus dem Kosmos – Das geheime Elixier der Engel, Feen ..., Smaragd, Woldert, 2011

Yoda, Peter, Ein medizinischer Insider packt aus, Sensei Verlag, Kernen, 2007

DVD

Atemgymnastik – Stress-Abbau mit meditativer Atmung mit Canda, WVG Medien, 2005

Dance The Chakras – Kundalini Yoga mit Ana Brett, PAL, 2008

Schostak, Monika, Hormon-Yoga für Frauen nach Dinah Rodriguez, PAL, 2011

Kundalini Yoga – Mut, Kreativität, Willenskraft mit Maya Fiennes (3 DVDs), PAL, 2009

Fröhlich, Susanne, Yoga macht Fröhlich, PAL, 2011

Dank

Ich danke der geistigen Welt, allen Wesenheiten, die an meiner Seite waren, mich unterstützt haben und durch mich gesprochen haben. Ich danke meiner kosmischen und meiner irdischen Familie. Ich danke meinen Freunden, Kollegen, Seminarteilnehmern und Klienten, die mich dauernd dazu ermutigten, weiterzuschreiben.
Möge das Buch mehr Licht und Liebe in die Welt bringen!

Lumira

Informationen über Lumiras Arbeit, Seminare und Ausbildungen sind auf ihrer Website **www.lumira.de** zu finden.